CHOLESTÉROL, MENSONGES ET PROPAGANDE

Dr Michel de Lorgeril

Du même auteur :

Dites à votre médecin que le cholestérol est innocent il vous soignera sans médicament, Thierry Souccar Editions, 2007

Le pouvoir des oméga-3 (avec Patricia Salen), Alpen Editions, 2004

Le régime des oméga-3 (avec Dr Artémis Simopoulos, Jo Robinson et Patricia Salen), EDP Sciences, 2004

Conception graphique et réalisation : Catherine Julia (Montfrin)
Imprimé sur les presses de Beta à Barcelone (Espagne)
Dépôt légal : 3ème trimestre 2008

ISBN : 978-2-916878-17-1

Remerciements

A Patricia, ma vénérée corédactrice,

Aux féroces mais indispensables relectrices des Editions Thierry Souccar,

A tous mes amis, collègues, patients et lecteurs qui, par leurs alertes et témoignages, m'ont aidé à aiguiser ma critique et à structurer ma pensée.

Ce livre est aussi le leur, ils le savent, et ils s'y reconnaissent.

SOMMAIRE

AVANT-PROPOS

Ce nouveau livre est la suite de l'ouvrage *Dites à votre médecin que le cholestérol est innocent*... publié en 2007, dans lequel j'exposais la question du cholestérol dans la médecine moderne. Je l'ai voulu plus accessible et moins spécialisé que le précédent, en l'élargissant au plan sociétal. En effet, la problématique du cholestérol n'est pas seulement médicale et scientifique, ou biologique, elle a aussi des racines et des prolongements sociaux et économiques majeurs, en particulier des aspects éthiques qui transcendent tous les autres aspects.

L'ouvrage précédent, fondé sur mon expérience de médecin et de chercheur, décrivait ma lente démarche vers la prise de conscience que nous faisions fausse route en faisant la guerre au cholestérol. Il a donné lieu à une multitude de réactions contradictoires. Elles n'étaient pas toutes du domaine de la médecine et de la science, le plus souvent positives, parfois négatives bien sûr !

Si je laisse de côté les rares réactions épidermiques et affectives – car, pour certains médecins et patients, la nocivité du cholestérol et la nécessité de le diminuer par des médicaments sont devenues des sortes de dogmes sacrés –, j'ai été frappé par la qualité des témoignages et par l'importance des nouvelles questions soulevées par mes lecteurs. Ainsi, je n'étais point seul !

Beaucoup de lecteurs s'interrogeaient spécifiquement sur la validité scientifique et la pertinence des recherches dans ce domaine, en particulier les conditions techniques et éthiques des études épidémiologiques et des essais cliniques. J'en ai conclu que bien d'autres aspects de la question du cholestérol devaient, presque dans l'urgence, être traités dans un nouveau livre destiné cette fois au grand public.

De plus, au cours des deux années qui se sont écoulées entre la rédaction du livre, sa publication et aujourd'hui (juillet 2008), beaucoup de choses se sont passées qui ont considérablement modifié le paysage médical, scientifique et socio-économique dans lequel la question du cholestérol s'inscrit désormais. Remettre en question la dangerosité du cholestérol et la nécessité de le diminuer avec des médicaments n'est plus une question taboue, notamment aux États-Unis. Il suffit d'ouvrir les oreilles ou de visiter les sites Internet américains consacrés à la santé pour s'en apercevoir. Malheureusement, c'est loin d'être le cas en France où seuls quelques rares médias généralistes ont pris, avec beaucoup d'intelligence, le relais de mon argumentaire.

Ainsi, il m'est apparu rapidement qu'une nouvelle analyse, une nouvelle mise au point étaient devenues indispensables. Il fallait notamment, en plus de la description panoramique que j'avais réalisée dans le livre précédent, une version chronologique et historique de la question du cholestérol.

Comment le *cholestérol delirium* a-t-il commencé ? Comment les perles du collier ont-elles été enfilées une à une ? Comment les nœuds de la corde ont-ils été noués un à un, jusqu'à devenir une sorte de garrot qui nous asphyxie et nous empêche de prendre conscience de la réalité des faits ? C'est à ces questions que ce livre tente de répondre.

Ma conclusion, c'est que la question du cholestérol et des statines a toutes les apparences d'une des plus extraordinaires arnaques médicales et scientifiques jamais perpétrées dans les sociétés modernes et postmodernes.

Les techniques les plus sophistiquées de la propagande et de la désinformation ont été utilisées pour faire admettre des aberrations à la grande majorité des professionnels et au public.

AVANT-PROPOS

Certains romans commencent par la fin. L'intrigue s'ouvre sur un drame, puis le romancier remonte dans le temps pour expliquer comment les protagonistes en sont arrivés là. L'histoire du cholestérol que je me propose de vous raconter est du même genre. À la manière d'un roman policier, je commencerai par évoquer les événements les plus récents. Je reconstituerai ensuite le puzzle de cette sombre histoire dans les chapitres suivants, mais en l'éclairant de la lumière de nos nouvelles connaissances et, surtout, de notre prise de conscience progressive de la réalité des faits.

PREMIÈRE PARTIE

MENSONGES ET PROPAGANDE

Le monde universitaire a-t-il été contaminé par cette épidémie d'escroquerie qui semble avoir infecté une bonne part de la société américaine ?

LINDSAY WATERS
L'ÉCLIPSE DU SAVOIR, EDITIONS ALLIA, 2008

CHAPITRE 1

CE QUE L'ON ESSAIE DE NOUS FAIRE CROIRE AVEC LA THÉORIE DU CHOLESTÉROL

AVANT DE RACONTER LA SAGA DU CHOLESTÉROL (ET L'INTERminable controverse qu'elle suscite), il est indispensable de rappeler ce que dit vraiment la théorie du cholestérol.

Cette théorie repose sur un argument central : le cholestérol serait une molécule toxique pour les artères. Cette toxicité pour la paroi de l'artère (dont la traduction serait la plaque d'athérosclérose) serait proportionnelle aux concentrations sanguines de cholestérol. Plus le cholestérol serait haut et plus cette toxicité serait violente. En résumé : le cholestérol boucherait les artères, et ceci, à une vitesse proportionnelle aux niveaux de cholestérol dans le sang. Et c'est cette occlusion progressive des artères provoquée par le cholestérol qui finirait par provoquer un infarctus du myocarde ou une attaque cérébrale. C'est la version hard de la théorie du cholestérol !

Pour certains défenseurs de la théorie, il faut donc que le cholestérol soit le plus bas possible dans le sang ; c'est le fameux principe *the lower the better* (plus le cholestérol est bas et mieux c'est pour notre santé) et certains industriels en font la pierre angulaire de leur marketing. Selon eux, le cholestérol ne serait jamais assez bas (et donc toujours trop haut), et une bonne médecine serait de tout faire pour abaisser le cholestérol le plus possible. En conséquence, et sans caricaturer la théorie, nous devrions tous nous traiter avec une statine puisque nous pourrions toujours avoir un cholestérol encore plus bas. Certains ont même proposé de mettre une statine dans l'eau de boisson (d'autres – sans rire – ont proposé les biberons), un peu comme on met de l'iode dans le sel pour empêcher les maladies de la glande thyroïde.

Pour d'autres, il y aurait quand même un cholestérol « normal » (ni trop haut, ni trop bas), avec une sorte de seuil de toxicité, une limite supérieure à la normale qu'il ne faudrait pas dépasser. L'apparente modération de ces imprécateurs trouve très vite sa limite puisque, selon eux, il serait presque criminel de laisser des patients (et même des gens en parfaite santé) avec un cholestérol au-dessus de cette « normale ».

Ce qui caractérise ces deux positions, nous allons le voir, c'est l'absence totale de rationalité scientifique pour les justifier. Elles constituent aussi un puissant encouragement aux dérives. Certains médecins m'ont dit avoir vu des patients avec des concentrations de cholestérol dans le sang proches de zéro, et certains patients m'ont dit s'être vu prescrire plusieurs statines sur la même ordonnance, sous prétexte que leur cholestérol n'était pas encore assez bas ! Quand la théorie est reprise dans les médias, la toxicité du cholestérol se traduit par des formules du genre « le cholestérol encrasse vos artères aussi sûrement que le calcium encrasse les canalisations de votre maison, et les statines décrassent les artères ». Les patients qui resteraient avec un cholestérol élevé ou moyennement élevé sont tout simplement suicidaires, et les médecins qui ne diminuent pas le plus possible le cholestérol de leurs patients seraient des criminels !

Certains experts plaident pour une vision plus multifactorielle du risque de maladies cardiovasculaires. Selon eux, l'ampleur du risque lié au cholestérol dépendrait en partie de facteurs de risque associés. En conséquence, la « normalité » des concentrations sanguines varierait en fonction de ces facteurs. Par exemple, un patient diabétique, hypertendu ou fumeur devrait avoir un cholestérol beaucoup plus bas (et donc un traitement beaucoup plus intense) pour se protéger de l'infarctus et de l'attaque cérébrale qu'un non-diabétique, non fumeur, avec une tension normale.

Traduction : pour vous protéger du tabac, abaissez votre cholestérol !

C'est évidemment ridicule.

Soyons clair, il n'y a pas de données scientifiques sérieuses en faveur de cet argumentaire « multifactoriel », pas plus qu'il n'y en a en faveur du principe « plus c'est bas et mieux c'est », qui est une autre façon de dire la même chose. Mais, c'est sur cette base que près de 7 millions de Français adultes consomment de façon plus ou moins régulière des médicaments anti-cholestérol.

POURQUOI DE TELLES DÉRIVES ?

Parce que les enjeux économiques sont colossaux. En effet, la question du cholestérol a pris un tour nouveau au cours des années 1990 avec la mise sur le marché des statines, des médicaments qui diminuent fortement la concentration du cholestérol dans le sang. Selon quelques études fort discutables, ces médicaments seraient très efficaces pour réduire le risque de mourir d'une crise cardiaque. Cette illusion (ou ce mensonge) a néanmoins introduit une nouvelle dimension à la question du cholestérol, une dimension très mercantile qui s'ajoute aux dimensions scientifique et médicale, puisque ces nouveaux médicaments représentent désormais un des plus gros chiffres d'affaires de toute l'industrie pharmaceutique (lire encadré page suivante).

De ces énormes enjeux économiques découlent également des problèmes de conflits d'intérêt qui sont aujourd'hui omniprésents. Dans un éditorial publié dans le journal officiel de l'Association américaine des médecins (le fameux JAMA), un expert américain en santé publique déclarait récemment (avril 2008) que le milieu scientifique et médical du cholestérol et des statines était aujourd'hui totalement gangrené par les conflits d'intérêt et une honteuse marchandisation de la santé publique. Dans ce contexte, on ne peut plus se contenter de demander aux scientifiques, investigateurs et autres experts de déclarer leurs conflits d'intérêt, comme si le simple fait de les déclarer devait automatiquement les innocenter. Je reviendrai sur ces aspects dans la conclusion de ce livre.

QUELQUES CHIFFRES

À l'échelle de la planète, il y a probablement des centaines de millions de gens qui consomment des statines de façon plus ou moins régulière (les chiffres varient en fonction des arguments défendus), mais les lecteurs doivent savoir que ces médicaments génèrent chaque année des milliards d'euros de bénéfices pour les entreprises concernées. En France, les statines sont consommées par environ 7 millions de personnes. Elles constituent la deuxième classe de médicaments remboursés par l'Assurance-Maladie, ce qui représente un montant de 980 millions d'euros (2006) pour la collectivité

MENSONGES ET PROPAGANDE, VRAIMENT ?

Est-il justifié d'utiliser un tel vocabulaire pour décrire les histoires partagées du cholestérol et des statines ? Ces mots suggèrent qu'il y aurait eu quelque chose comme une tentative de tromperie. Ces mots sont-ils en rapport avec la réalité des faits ? Ils sont certes moins durs que ceux de certains de mes collègues américains qui parlent de gangrène du milieu, mais ils sont évidemment très accusateurs. Je n'ai pourtant pas la moindre intention de m'ériger en père la morale et encore moins en policier. En revanche, mon travail de scientifique (donc mon obligation professionnelle) est d'analyser et de critiquer les théories existantes. Ce travail devrait être en principe réalisé dans une ambiance studieuse et, même si parfois nous avons des discussions animées entre collègues, cela reste en général courtois et bienveillant. La critique et la contre-critique font partie des pratiques du métier, et nul ne saurait s'en offusquer.

Lors de la publication de mon livre précédent en juin 2007, quelques sociétés savantes se sont manifestées pour le condamner, sans même que leurs membres (y compris les rédacteurs des communiqués vengeurs dans la presse) aient eu le temps de le lire, puisque le livre n'était pas encore dans les librairies. Je ne reviens pas sur ces grotesques communiqués et déclarations vulgaires, mais je m'interroge. Pourquoi la contestation de la théorie du cholestérol suscite-t-elle des réactions aussi extrêmes ? Pourquoi un tel refus du débat scientifique normal de la part d'interlocuteurs prétendument officiels, c'est-à-dire représentants de sociétés dites savantes et sponsorisées par l'industrie ? De quoi a-t-on peur ? Que craint-on de perdre ?

Il faut dire que, dans le monde du cholestérol, des sommes colossales circulent et alimentent toutes sortes de circuits plus ou moins souterrains et toutes sortes de caisses plus ou moins noires. On peut comprendre que cela suscite quelques convoitises. Le monde du cholestérol, ce sont aussi des contrats de recherche, des bourses de thèses, des voyages et congrès sous les tropiques et dans les palaces.

Beaucoup de scientifiques (travaillant pourtant dans des domaines très éloignés) voudraient bien participer au festin. En avoir quelques miettes.

Et c'est ainsi que l'on entend parler de rapports et projets rocambolesques. Parmi les plus récents, on notera le projet de mettre au point un vaccin contre le cholestérol. Qu'un lipide puisse susciter la formation d'anticorps est une très grande découverte scientifique, effectivement ! Les immunologistes apprécient, j'en suis sûr, un tel sens de l'humour ! D'autres prétendent faire de l'élevage de bactéries mangeuses de cholestérol qu'ils voudraient voir coloniser nos intestins ! Avec de tels farceurs, la saga du cholestérol est donc loin d'être finie, et on peut s'attendre encore à quelques réjouissantes péripéties.

Le monde de l'entreprise (et de la marchandise) et celui des sciences médicales peuvent-ils survivre dans un même espace géographique et temporel ? C'est une grave question. Prudemment, je répondrai que c'est possible, mais ce ne peut être que conflictuel parce que les scientifiques et les entrepreneurs ne pensent pas et ne formulent pas les mêmes problèmes. Par exemple, je suis scientifique et médecin, je ne veux m'occuper que de concepts et de traitement (pour faire simple). Ils sont managers et entrepreneurs, voire comptables, ils s'occupent de budgets, et de retour sur investissement. Ils ne sont pas payés pour se soucier de la qualité de la science produite, d'éthique médicale, de souffrance individuelle du patient et des familles, ou de santé publique. Or, le monde d'aujourd'hui appartient aux entreprises. Chacun le sait, les mondes de l'économie, de la science et de la médecine, au sens noble des termes, ne sont compatibles qu'à condition que le premier domine les deux autres, autrement dit à la condition que les deux autres subissent et se soumettent aux lois de la marchandise. Telle est la dure loi de l'économie capitaliste postmoderne. Avons-nous le choix ?

Mais, les réalités médicales et scientifiques existent et finissent toujours par s'imposer. Même s'il faut parfois du temps, trop de temps, quand cela se mesure en termes de santé individuelle. Nous sommes à l'évidence entrés dans une phase de clarification.

Mais, avant d'exposer dans ce livre quelles ont été les premières escarmouches d'une bataille qui s'annonce longue et dure, une dernière question préliminaire s'impose : comment avons-nous pu être dupés à ce point ?

Je réponds sans aucune précaution : l'histoire de la théorie du cholestérol apparaît comme une suite quasi ininterrompue de mensonges, orchestrée par une propagande intensive devenue de plus en plus sophistiquée avec le temps. Sans paranoïa aucune, nous devons admettre que les techniques les plus modernes du conditionnement des masses et du formatage de l'opinion publique ont été utilisées pour imposer les médicaments et aliments anti-cholestérol sur le marché de la santé et de l'agroalimentaire. Telle est la justification du titre de ce livre *Mensonges et propagande*, car telle est la réalité des faits.

LES MENSONGES

Churchill, citant Mark Twain, disait qu'il y avait « *trois types de mensonges : les mensonges par action, les mensonges par omission et les statistiques* ». Le bon sens populaire (« *On fait dire ce qu'on veut aux statistiques* ») mais encore plus les statisticiens savent à quel point une présentation habile de rangées de chiffres peut faire illusion et faire croire à l'exact contraire de ce que disent vraiment ces chiffres. Comme ce livre va le montrer, l'histoire du cholestérol n'est pas avare de ces différents types de mensonges.

LA PROPAGANDE

Quelle en est la définition ? Dans un livre édifiant, *Propaganda*, un auteur américain (Edward Bernays, neveu de Sigmund Freud) expliquait en 1928 déjà que « *la démocratie moderne implique une nouvelle forme de gouvernement, invisible : la propagande* ». Loin d'en faire la critique, cet auteur américain se proposait d'en perfectionner et d'en systématiser les techniques. Bernays définissait la propagande moderne comme « un effort cohérent et de longue haleine pour susciter ou infléchir des événements, dans l'objectif d'influencer les rapports du grand public avec une entreprise, une idée ou un groupe. Cette structure invisible qui lie inextricablement groupes et associations serait le mécanisme qu'a trouvé la démocratie pour organiser son esprit de groupe et simplifier sa pensée collective ». On voit ainsi que la propagande politique du XXe siècle n'est pas née dans les régimes totalitaires, mais au cœur même de la démocratie libérale américaine.

Le terme « propagande » vient en fait de la dénomination d'un collège de cardinaux, Congrégation de la Propagande, fondée auprès du Vatican par le Pape Urbain VIII, avec la mission de « propager » la doctrine catholique via la constitution d'un corps de missionnaires catholiques. D'une activité humaine finalement légitime, on arrive à une tentative cynique d'enrégimenter l'opinion publique, un avant-goût de ce que les Américains d'aujourd'hui appellent le *spin*, c'est-à-dire la manipulation – des nouvelles, des médias, de l'opinion –, ainsi que la pratique systématique et à large échelle de l'interprétation et de la présentation partisane des faits. Certains conseillers actuels de la Maison Blanche et du gouvernement de Tony Blair, ceux qui ont envoyé leurs armées en Irak, ont été gratifiés du surnom peu flatteur de *spin doctors*.

Un auteur australien a suggéré dans un livre fameux publié en 1995 (*Taking the risk out of democracy : propaganda in the US and Australia*) que, parmi les grands phénomènes sociologiques du XXe siècle, outre la progression de la démocratie (notamment par la généralisation du droit de vote) et l'augmentation considérable du pouvoir des entreprises (par rapport à celui des états), l'un des plus importants a été « *le déploiement massif de la propagande par les entreprises dans le but de maintenir leur pouvoir à l'abri de la démocratie* ». Pourquoi les entreprises de l'agroalimentaire et de la pharmacie seraient-elles moins promptes ou moins intelligentes que les autres (de l'automobile, du pétrole, des banques ou des assurances) pour utiliser les techniques de la propagande à leur profit et pour générer les profits exigés par leurs actionnaires ? Peut-on être plus clair concernant la stratégie des grandes marques d'aliments et de médicaments anti-cholestérol pour imposer leur vision chimique de la prévention des maladies cardiovasculaires via l'invention répétée (chaque époque a eu sa version) de la théorie du cholestérol ?

Si on veut avoir une idée du plus retentissant succès de manipulation de l'opinion publique par la propagande, il faut raconter comment l'industrie du tabac a amené les femmes américaines à fumer, c'est-à-dire comment elle s'est attaquée au tabou qui, encore dans les années 1950, interdisait aux femmes de fumer en public. La technique fut d'associer la cigarette à une forme de contestation du pouvoir (sexuel) des mâles. On parvint par diverses méthodes à faire de la cigarette le « flambeau de la liberté des femmes ». Voilà des industriels qui peuvent être fiers des progrès qu'ils ont fait accomplir à la conscience sociale des femmes. Aux États-Unis et en France, aujourd'hui, la mortalité par cancer du poumon dépasse la mortalité par cancer du sein.

LES SPIN DOCTORS

À la fin du XXe siècle, une autre forme encore plus élaborée de propagande est apparue. Elle nous intéresse aussi pour essayer de comprendre le succès irrationnel de la théorie du cholestérol. Cette nouvelle forme de marketing utilisant la technique de propagande est qualifiée de *storytelling*. Selon Christian Salmon, un des théoriciens de ce cauchemar, « *il s'agit d'un hold-up sur l'imagination des humains, ou une machine à raconter qui remplace le raisonnement rationnel... Ce nouvel "ordre narratif" va au-delà de la création d'une novlangue médiatique engluant la pensée : le sujet qu'il veut formater est un individu envoûté, immergé dans un univers fictif qui filtre les perceptions, stimule les affects, encadre les comportements et les idées* ».

La question du cholestérol et les comportements qu'elle suscite de la part des médecins comme des consommateurs, et que nous observons aujourd'hui dans nos sociétés, répondent de façon frappante à cette « mise en fiction de la réalité » qui surgit aujourd'hui partout et chaque jour dans notre vie quotidienne. Les *spin doctors* de la Maison Blanche à Washington ont inventé les armes de destruction massive irakiennes pour justifier leur guerre, tandis que les *spin doctors* de l'industrie pharmaceutique ont inventé le cholestérol comme ennemi massif mortel pour justifier leur guerre à eux. Créer une réalité virtuelle et suspendre la capacité d'incrédulité, tels sont les maîtres mots de la propagande par le *storytelling*.

Une illustration du *storytelling*, qui explique comment la théorie du cholestérol a été mise en fiction par les *spin doctors* de l'industrie pharmaceutique et de l'agrobusiness, est la stratégie dite de Schéhérazade qui, chaque soir, rappelons-le, racontait une histoire si captivante au roi que sa condamnation à mort était toujours reportée au jour suivant, car le roi voulait connaître la suite de l'histoire. De même, devant l'inéluctable réalité des faits (par exemple, des faits scientifiques qui « condamnent à mort » la théorie du cholestérol), il faut, selon Karl Rove, un des principaux conseillers de G. Bush, raconter des histoires : « *Quand la réalité (politique) vous condamne à mort, commencez à raconter des histoires, des histoires si fabuleuses, si captivantes, si envoûtantes que le roi [ou, dans le cas de la théorie du cholestérol, les médecins et les patients] oubliera sa condamnation capitale.* » Le procédé sera utilisé de façon intensive par les conseillers de G. Bush à l'occasion de toutes les élections qui suivront le début de la guerre en Irak. Il s'agissait de détourner l'attention des électeurs (au moins d'un nombre suffisant d'électeurs) du bourbier irakien en convoquant les grands mythes de l'imaginaire américain. On invente des histoires de bons et de méchants et on s'efforce de transformer tout événement en théâtre moral, en un conflit opposant la rigueur morale des républicains à la confusion morale des démocrates.

De la même façon, on a inventé un « bon » et un « méchant » cholestérol, les artères sont encrassées de mauvaises graisses et décrassées grâce aux héroïques statines. Les « bons » docteurs font la guerre au cholestérol, les autres sont des incapables, voire des criminels.

Le triomphe actuel du *storytelling* dans nos sociétés postmodernes et de la mise en fiction de la réalité dans tous les domaines (marketing, médias, management, sciences et médecine) n'a pas surgi du néant dans les années 1990. Il s'inscrit logiquement dans une tradition de manipulation des esprits. Il s'accélère particulièrement au moment de la généralisation d'Internet, quand les managers constatent que les arguments rationnels ont de moins en moins de prise sur les salariés et que les méthodes traditionnelles de communication dans les entreprises – notes de service, conférences, système de visualisation PowerPoint, check-lists... – se révèlent inopérantes, alors même que le volume et le flux des informations ne cessent de croître et que leur vitesse de circulation s'accélère. Ainsi, on va mettre en récits la vie au travail et inventer le *storytelling management*. Mais c'est une autre histoire que Christian Salmon raconte mieux que moi (Éditions La Découverte, 2007).

Maintenant que nous avons quelques éléments de réponse concernant les mensonges et la propagande qui ponctuent l'histoire du cholestérol, nous pouvons aborder l'histoire de la théorie elle-même. Elle sera précédée de l'exposition objective et factuelle de l'affaire Enhance, qui a récemment réveillé les consciences aux États-Unis en déclenchant une polémique sans précédent, et elle sera suivie de l'histoire des statines, la véritable histoire des statines, pas celle fictive qui a été inventée pour formater les esprits.

Plus que dire LA vérité, ce qui est bien prétentieux pour un scientifique (qui se doit de rester prudent dans ses affirmations), je vais seulement dire les faits.

CHAPITRE 2

SCANDALE AUTOUR DU CHOLESTÉROL : L'AFFAIRE ENHANCE

QUINZE DÉCEMBRE 2007, PREMIER COUP DE TONNERRE. Le Bureau du commerce et de l'énergie du Congrès américain (l'équivalent de notre Assemblée nationale) demande aux laboratoires Merck et Schering-Plough, deux mastodontes de l'industrie pharmaceutique américaine et mondiale, des explications concernant un essai clinique testant un nouveau médicament anti-cholestérol. Le produit en question est le Vytorin (Inegy, en France). C'est un mélange de deux molécules, la simvastatine (le fameux Zocor de Merck), une statine des plus performantes qui diminue la synthèse de cholestérol par l'organisme, et l'ézétimibe (l'Ezetrol de Schering-Plough), un anti-cholestérol qui agit en diminuant l'absorption digestive du cholestérol. Comme le dit une pub télévisée largement diffusée sur les écrans américains, Vytorin s'attaque simultanément aux origines alimentaire et familiale (génétique) de l'excès de cholestérol. On ne devait donc en attendre que des miracles et plus d'un million d'Américains y ont cru.

Merck et Schering-Plough proclament dans leur publicité que le mélange des deux molécules proposé avec Vytorin est plus efficace pour diminuer le cholestérol que chacune des molécules prise isolément. Le principal argument pour inciter les médecins et les patients à préférer ce nouveau médicament est que le risque d'effet indésirable ou toxique de chacune des molécules est diminué du fait des faibles dosages utilisés dans le mélange. Cet argument est amusant, car Merck lui-même a longtemps nié (et les autres laboratoires continuent de nier) l'existence de ces effets indésirables des statines (lire page 201). En fait, l'objectif inavoué de Merck est de proposer un substitut apparemment original au Zocor dont le brevet est passé dans le domaine public et qui est désormais accessible sous forme de générique. Une source de profits massifs perdue par Merck.

Pas de science ou de médecine dans tout ça, juste du marketing !

Encore faut-il quelque argument médical pour justifier la commercialisation de ce nouveau produit vis-à-vis des Agences du médicament (aux Etats-Unis, en France et ailleurs) qui ne sont pas dupes mais qui jouent le jeu. Il faut donc des essais cliniques, au moins pour faire semblant (d'avoir étudié ce nouveau médicament) ; et c'est à propos de l'un d'eux que le Congrès interroge les deux laboratoires.

L'essai clinique en question s'appelle Enhance (en français, « augmenter », « améliorer »), exprimant clairement dès l'intitulé qu'il s'agit de montrer que la combinaison des deux médicaments augmente leurs effets respectifs. Il incluait 720 patients et avait pour but de montrer la supériorité du Vytorin à empêcher la progression des lésions d'athérosclérose au niveau des artères carotides (celles qui irriguent le cerveau).

POURQUOI INTERPELLER LES DEUX LABORATOIRES ?

L'essai Enhance devait durer deux ans. Il était censé se terminer en avril 2006 et la publication des résultats était prévue au plus tard pour septembre 2006. Or, en décembre 2007, rien n'avait encore été communiqué. Bizarre... Face à ce retard, les membres du Congrès soupçonnent les deux laboratoires d'être dans l'embarras. L'essai clinique pourrait ne pas être concluant, c'est-à-dire être défavorable au nouveau médicament. Si tel est le cas, le problème est très sérieux, car des millions de patients consomment déjà ce médicament en espérant ainsi protéger leurs artères et leur cœur. Ils sont confiants dans la bonne foi des laboratoires et dans la capacité de l'administration fédérale américaine à ne laisser commercialiser que des médicaments utiles et sans danger. Or, la vente de Vytorin n'a été autorisée que sur la seule base de son effet anti-cholestérol. Ce qui signifie qu'on ne sait pas encore si ce médicament a véritablement un effet protecteur sur les artères ou sur le cœur.

Déjà à cette époque (fin de l'année 2007), certains médias américains remettent en question le fait de commercialiser des médicaments sur la seule base de leur effet anti-cholestérol, et sans la moindre preuve d'un effet cardiaque protecteur. C'est le cas, par exemple, de la dernière statine commercialisée, la rosuvastatine (Crestor), qui s'est pourtant déjà imposée sur le marché face à ses concurrentes.

Un mauvais vent de suspicion souffle à cette époque sur l'industrie pharmaceutique et les Agences du médicament, notamment la Food and Drug Administration aux Etats-Unis (FDA). Un retard à la divulgation des résultats de l'essai Enhance suggère donc que, face à des résultats négatifs ou peu encourageants, les deux laboratoires cherchent une solution pour « habiller » ces résultats de façon convenable, afin de ne pas perturber les consommateurs... et surtout le chiffre d'affaires d'un médicament déjà bien implanté ! Voilà ce qui se murmure dans les médias.

Pourquoi de tels soupçons de la part du Congrès et des médias ?

Parce qu'il y a eu auparavant l'affaire du Vioxx, quelque chose d'un peu comparable à l'affaire du sang contaminé en France, mais à l'échelle de la planète, donc encore plus épouvantable ! Cette affaire du Vioxx (voir encadré page 29) a introduit dans les esprits le terrible soupçon que, pour préserver ses profits, l'industrie pharmaceutique était décidément capable de tout. Absolument tout ! Après l'affaire Vioxx, faire aveuglément confiance à l'industrie du médicament relèvera désormais d'un angélisme naïf, voire de la bêtise pure et simple. Une des seules administrations à avoir réagi pour protéger les consommateurs des dérives de l'industrie du médicament a été l'administration américaine. Elle a pris deux mesures qui, à l'époque, m'ont paru bien timides comparées à l'ampleur des forfaits perpétrés : alourdissement des amendes en cas de mauvaises pratiques et majoration de l'obligation de transparence avec, notamment, l'obligation de déclarer tous les essais cliniques entrepris avec précision de la date de début et de la date de fin d'essai. Voilà pourquoi, en ce mois de décembre 2007, le Congrès s'inquiète du retard à la divulgation des résultats de l'essai Enhance et soupçonne quelques manœuvres incongrues. Les mesures prises après l'affaire Vioxx n'étaient donc pas si anodines que je le pensais.

PREMIÈRE RÉPONSE DES LABORATOIRES

Dans un premier temps, Merck et Schering-Plough vont prétendre que l'essai n'est pas encore vraiment terminé, soi-disant pour des raisons techniques, et donc que les résultats ne sont pas encore disponibles. Pendant cette négociation, rendue publique entre le Congrès et les laboratoires, la controverse fait rage aux États-Unis. Ceux qui défendent le Vytorin et les laboratoires Merck et Schering-Plough s'opposent à ceux qui affirment de manière très critique soit que ce médicament n'apporte rien par rapport aux statines, soit que le retard à la publication des résultats est fort suspect[1].

Dans le camp des pro-Vytorin, on trouve le Pr Crawford (université de San Francisco). Dans celui des anti-Vytorin, le Pr Nissen de la prestigieuse clinique de Cleveland (Ohio). Nissen est aussi un enthousiaste défenseur de la stratégie « statine à fortes doses » et du principe « plus le cholestérol est bas, mieux c'est » qui sont, juste-

1 *Les lecteurs anglophones peuvent retrouver trace de cette controverse entre experts en suivant sur Internet les articles publiés au jour le jour, par exemple dans le* New York Times *(http://www.nytimes.com/) à la rubrique « Health ».*

L'AFFAIRE DU VIOXX EN QUELQUES LIGNES

Pour simplifier, le Vioxx était une sorte d'aspirine améliorée, sans les effets secondaires de type ulcère d'estomac, donc potentiellement révolutionnaire. Lancé par les laboratoires Merck en 1999 aux États-Unis (en 2000 en France), le Vioxx est apparu rapidement non seulement inutile, mais potentiellement dangereux, en augmentant le risque d'accident cardiovasculaire. Dans certaines études, l'augmentation du risque sera d'un facteur 4.

Le problème n'est pas qu'un médicament soit dangereux, ni même que sa dangerosité ne soit découverte qu'après sa commercialisation. Cela peut arriver, même en respectant toutes les procédures de mise sur le marché ; le problème, c'est que Merck a essayé de cacher certains résultats cliniques en sa possession et qui montraient clairement cette dangerosité.

Le deuxième problème, c'est que cette dangerosité n'a été finalement mise à jour que par inadvertance. L'affaire est là : un industriel qui demandait aux médecins et aux patients de lui faire confiance s'est révélé fort douteux, je pèse mes mots.

On évalue à 150 000, voire 200 000, les nombres de victimes (officielles) du Vioxx, la moitié environ n'ayant pas survécu.

Le 30 septembre 2004, les laboratoires Merck décidaient de retirer le Vioxx du marché, soit quatre ans après le début de sa commercialisation et au moins trois ans après que des rapports internes à l'entreprise ont fait naître de graves soupçons concernant sa dangerosité. Trois ans pendant lesquels les patients et les médecins prescripteurs ont été volontairement privés d'informations majeures sur les effets de ce médicament.

Les pratiques de Merck ont été unanimement condamnées.

ment, les deux fers de lance du marketing de Pfizer, un concurrent de Merck. Je mentionne ces noms parce qu'ils ont été cités à profusion par les médias de l'époque ; je pourrais en citer bien d'autres tellement aujourd'hui les experts du cholestérol sont devenus des porte-parole de l'industrie pharmaceutique. Malgré les prétextes de Merck et Schering-Plough pour retarder la publication des résultats de l'essai Enhance, le Congrès reste sur sa position et donne la date limite du 25 décembre 2007 pour communiquer les résultats. On ne sait pas très bien quelles ont été les menaces du Congrès pour faire céder Merck et Schering-Plough, mais ces derniers vont s'exécuter début janvier 2008. On peut supposer que les deux laboratoires ont préféré obtempérer plutôt que de voir une escouade de policiers débarquer dans leurs locaux pour examiner les dossiers de l'essai et jusqu'au contenu de leurs ordinateurs ; certainement la pire chose qui puisse arriver à une entreprise. Sachant le temps nécessaire pour terminer un essai et en analyser toutes les données, la promptitude des laboratoires à divulguer les résultats suggère fortement que le motif invoqué pour justifier leur retard était un mensonge et que les informations étaient sans doute disponibles depuis longtemps. Ils en avaient donc, comme le craignait le Congrès, volontairement retardé la publication. Finalement, le lundi 14 janvier 2008, Merck et Schering-Plough divulguent leurs résultats dans un communiqué de presse… et cela met le feu aux poudres.

AUCUN BÉNÉFICE À L'HORIZON

Contrairement à ce qui était espéré par les experts du cholestérol, l'essai s'avère complètement négatif. Non seulement Vytorin ne diminue pas les lésions des artères, mais on note même une légère augmentation de celles-ci. Et ceci survient, malgré le fait que le Vytorin ait induit une diminution importante du cholestérol, de 20 % supérieure à la statine seule (déjà 30 % de réduction du cholestérol) dans le groupe témoin. Ce qui est très troublant pour les observateurs, c'est qu'il n'y ait pas non plus d'effet bénéfique de la statine sur les lésions artérielles, malgré une réduction de 30 % du cholestérol. Ainsi peut-on conclure que des millions de patients dans le monde se sont vu prescrire ce médicament en l'absence totale d'effet clinique bénéfique démontré sur les artères ou le cœur, tout en étant exposés aux effets toxiques du médicament. Cette mauvaise nouvelle (qui concerne aussi bien le Vytorin que la statine) va déclencher une véritable levée de boucliers chez les concurrents de Merck.

Le Pr Nissen se répand dans les médias en disant combien tout cela est shocking : « *C'est un mauvais résultat pour le médicament, mais cela était prévisible,* commente-t-il, ajoutant qu'*on ne devrait pas prescrire ce médicament à moins que tous les autres anti-cholestérol soient contre-indiqués.* »

La presse aux États-Unis, notamment le *Wall Street Journal*, le *Los Angeles Times* ou encore le magazine *Forbes* spécialisé dans les affaires boursières, donne la parole à des médecins et à des experts. Tous témoignent de leur amère déception concernant les effets de Vytorin et de la statine sur les artères. Tous disent aussi leur étonnement concernant le délai inadmissible qui s'est écoulé entre la fin de l'essai et la publication des résultats.

D'autres experts, comme le Pr Calif de l'université Duke en Caroline du Nord, collaborateur de Merck et principal investigateur d'un grand essai appelé Improve it (essai mis en place pour tester les effets cardiaques du Vytorin, dont on attend les résultats en 2013 !), minimisent l'affaire en prétendant que les techniques utilisées dans cet essai ne sont pas très fiables et que cet essai n'a finalement pas beaucoup « d'intérêt scientifique ». Calif craint évidemment que son essai Improve it soit interrompu. Il va jusqu'à déclarer qu'il continuera à consommer lui-même du Vytorin, car il ne supporte pas les doses élevées de statine. Il ajoute que, si l'essai Enhance ne montre pas d'effet protecteur du Vytorin, il ne montre pas non plus d'effet nocif du médicament. Finalement, « *puisqu'il diminue de manière significative le cholestérol sans effet nocif, le médicament n'a qu'un seul inconvénient : celui de coûter cher* ». Les assurances et mutuelles qui remboursent les boîtes de Vytorin apprécieront.

Au-delà de ce commentaire ridicule sur le coût du traitement, on peut mesurer le degré de conditionnement intellectuel d'un grand professeur de médecine américain : puisque ça diminue le cholestérol, c'est bien, même si ça n'a pas d'effet sur les artères ! Comment les patients et le public ne seraient-ils pas eux aussi formatés à penser de façon aussi irrationnelle ?

Dans une interview au Wall Street Journal, un expert de Merck dit aussi que l'essai Enhance a été « mal conduit » (le qualifiant de *botched trial*) et que son importance clinique ne dépasse pas celle fournie par la mesure du cholestérol. À l'inverse, certains universitaires considèrent que l'essai Enhance est excellent, qu'il a été conduit par des investigateurs très expérimentés et que, si les résultats avaient été favorables, Merck et Schering-Plough n'auraient pas manqué d'en tirer profit pour leur marketing.

À la quasi-unanimité, les commentateurs des médias généralistes soulignent la mauvaise foi des porte-parole de Merck et Schering-Plough. Ils estiment qu'après les mensonges des deux laboratoires concernant le retard à la divulgation des résultats, et après l'affaire du Vioxx, cela commence à faire beaucoup.

LA THÉORIE DU CHOLESTÉROL REMISE EN QUESTION

Cependant, la controverse va déraper très rapidement dans une direction inattendue. Dans un article du *Los Angeles Times* du 15 janvier 2008, le Pr Shah, directeur du service de cardiologie du Cedars-Sinai Medical Center à New York, se demande si « *la théorie du mauvais cholestérol-LDL est encore acceptable après les résultats*

DES VAGUES À WALL STREET

L'annonce des résultats d'Enhance est un très mauvais coup pour les deux laboratoires. Immédiatement après le communiqué de presse, les cours de Merck et Schering-Plough chutent à la Bourse, d'autant plus pour Schering-Plough (jusqu'à 10 % en quelques heures) que le Vytorin est un produit important dans son développement actuel. Pour Merck, qui essaie difficilement de se refaire une réputation de probité après le scandale du Vioxx, cette nouvelle affaire est tout simplement catastrophique pour son image. Les actionnaires perdent beaucoup dans l'affaire. Ils reprochent eux aussi à Merck le manque de transparence et la duplicité de la stratégie de communication du laboratoire. Des milliers de licenciements sont annoncés. En retardant au maximum la publication des résultats, les responsables des deux laboratoires avaient correctement anticipé les problèmes que cela causerait. Ce sont de bons managers, très prévoyants. Et les patients, et la science dans tout ça ?

de l'essai Enhance ». C'est une très bonne question, en effet, puisque les patients inclus dans l'essai Enhance étaient des patients particuliers, porteurs d'une hypercholestérolémie familiale. Cette maladie génétique est caractérisée par des taux de cholestérol très élevés et, selon les experts du cholestérol, les maladies cardiaques développées par ces patients sont presque exclusivement dues à ce cholestérol élevé. Et voilà que deux médicaments induisant des diminutions fantastiques du cholestérol chez ces sujets particuliers n'ont aucun effet protecteur sur leurs artères. Incompréhensible, selon la théorie ! Ce n'est donc plus seulement Merck et Shering-Plough qui sont critiqués, mais la théorie du cholestérol elle-même.

Le 22 janvier 2008, le Pr Topol, cardiologue à La Jolla (Californie), déclare que « *l'idée qu'une simple réduction du cholestérol puisse améliorer la santé des patients est trop simple, beaucoup trop simple !* ». Le Pr Hayward, professeur de santé publique à l'université du Michigan à Chicago, explique, quant à lui, dans une interview à *Business Week*, que « *l'essai Enhance, mais aussi auparavant l'essai Illuminate* (lire page 161), *considérés ensemble, indiquent clairement qu'une stratégie qui vise à prévenir l'infarctus et les accidents vasculaires cérébraux par une diminution du cholestérol est probablement une erreur* ». Dans l'édition du *New York Times* du 22 janvier 2008, une journaliste va même jusqu'à titrer son article : « *Qu'est-ce que les essais cliniques avec le cholestérol ne nous montrent pas ?* » Autrement dit, que nous cache-t-on ? Et la journaliste d'enchaîner les questions :

• Pourquoi les résultats d'une recherche sont divulgués par un communiqué de presse au grand public et non pas dans une revue de médecine spécialisée ?

• Comment se fait-il que ce médicament soit prescrit en l'absence d'effet clinique bénéfique clairement démontré ?

• Pourquoi l'idée selon laquelle « plus le cholestérol est bas, mieux c'est pour la santé » n'est pas remise en cause ou au moins rediscutée à la lumière des résultats de l'essai Enhance ?

• Pourquoi, après les échecs retentissants des essais Enhance et Illuminate, les médecins continuent-ils de répéter (après un entretien dans son article avec le Pr Rader de l'université de Pennsylvanie) que « *diminuer le cholestérol reste la façon la plus efficace de réduire nos risques d'infarctus et d'accident cérébral* » ?

• Pourquoi la Food and Drug Administration (FDA) autorise-t-elle la mise sur le marché de médicaments sur le seul fait qu'ils diminuent le cholestérol ?

Bref, que des bonnes questions que l'on s'évertue à ne pas poser en France.

Mais, les attaques les plus violentes contre les experts qui défendent la théorie du cholestérol sont sans doute venues de deux articles publiés, l'un dans le *New York Times* et signé par le journaliste scientifique Gary Taubes, et l'autre dans *Business Week* signé par John Carey, un autre journaliste spécialisé. Taubes demande que la question cruciale de la nocivité réelle du cholestérol soit à nouveau posée, qu'elle ne soit pas examinée seulement à la lumière des essais avec les statines, mais aussi à celle de l'ensemble des données épidémiologiques et expérimentales. On ne peut qu'approuver. De son côté, dans *Business Week*, John Carey pose une autre question fondamentale : « *Est-ce que les médicaments anti-cholestérol ont le moindre avantage pour la santé ?* » (« *Do cholesterol drugs do any good ?* »)

Et, sous-jacente à cette question, s'en profile encore une autre. C'est celle de la validité des essais cliniques testant l'efficacité clinique des statines. De nombreux experts soupçonnent en effet les industriels qui sponsorisent les essais de manipuler les résultats, comme l'ont montré les affaires Vioxx et, encore plus récemment, l'essai Enhance évidemment.

DERNIER REBONDISSEMENT DE L'AFFAIRE

Le 5 mars 2008, on apprend dans le *Washington Post* qu'une enquête a été lancée par le GAO (*Government Accountability Office*), une sorte de bureau d'investigation du Congrès américain, pour examiner la façon dont la FDA a autorisé la mise sur le marché du Vytorin (et d'un certain nombre d'autres médicaments), notamment pour vérifier si la procédure a été conduite honnêtement et de façon indépendante des industriels impliqués. Il ne s'agit rien moins que d'une remise en question humiliante de la qualité du travail réalisé par la FDA. C'est la première fois, à ma connaissance, que, de façon aussi brutale, des journalistes remettent en question, d'une part la théorie du cholestérol, d'autre part la valeur scientifique des essais cliniques conduits par des industriels du médicament. C'est une véritable révolution idéologique !

DE L'AUTRE CÔTÉ DE L'ATLANTIQUE

Malgré l'ampleur de la controverse dans les médias américains, la réaction de l'Administration américaine et l'importance médicale et éthique des questions soulevées, en France, c'est le silence total. Pas une réaction, pas un commentaire dans les médias français. À croire que de ce côté-ci de l'Atlantique, on préfère ne communiquer que les bonnes nouvelles en provenance de l'industrie pharmaceutique.

LE CAS FRANÇAIS

La discordance entre la prise de conscience des médias et du public américain et l'apathie française (et européenne) s'explique en partie probablement parce que beaucoup d'Américains paient très cher les médicaments qu'ils consomment ; et, très justement, ils en veulent pour leur argent ! En France, la facture des médicaments est beaucoup moins douloureuse pour chacun d'entre nous puisque c'est la collectivité (l'Assurance-Maladie) qui paie. Les Français considèrent que l'accès au médicament est un droit quasi constitutionnel, tandis que les patients américains savent que ceux qui peuvent se les payer sont des privilégiés. Donc, des attitudes très différentes !

Dès lors, on peut se demander s'il n'existe pas des liens entre certains journalistes spécialisés dans les questions médicales de certains médias et l'industrie pharmaceutique. Pourquoi les médecins et universitaires seraient-ils les seuls à apprécier les voyages et autres « petites sorties » indispensables pour bien se faire expliquer les propriétés évidemment miraculeuses de certains médicaments ? Je tiens à rappeler que Vytorin est commercialisé en France sous le nom de Inegy. Les patients français ont droit, eux aussi, à une information libre et ouverte.

Ce qui est particulièrement troublant, ce n'est pas tant que les médias français de façon générale ne prennent pas la peine d'informer leur public, mais que les experts et les sociétés savantes, qui furent si prompts en juin 2007 à condamner mon précédent livre traitant de l'innocence du cholestérol, ne soufflent mot !

En dépit de toute logique et à la limite du ridicule, sur son site Internet, la Société européenne de cardiologie recommandera aux patients européens qui prennent du Vytorin de ne rien modifier à leur traitement sans l'avis de leur médecin. On leur explique subtilement que des informations plus substantielles seront communiquées sur Vytorin et l'essai Enhance au mois d'août 2008, lors du prochain congrès annuel de la Société. On peut se demander sans ironie combien de patients européens ont consulté le site de la Société européenne de cardiologie pour s'entendre dire que dans six mois on leur dirait si le médicament qu'on leur a prescrit est utile et éventuellement toxique !

DES AGENCES SPÉCIALISÉES ET DES SOCIÉTÉS SAVANTES CONNIVENTES

LES AGENCES SPÉCIALISÉES

J'ai assez répété combien la question de la validité des essais cliniques est absolument cruciale. C'est en effet sur la base des essais cliniques que les agences spécialisées émettent les recommandations officielles que tous les médecins se devront de respecter. Les lecteurs doivent savoir que le ministère de la Santé en France ne dispose pas de moyens suffisants pour surveiller (et éventuellement punir) l'industrie pharmaceutique et les autres industries proposant des produits pour la santé. Le ministère délègue cette activité de surveillance à l'Afssaps (l'Agence française de sécurité sanitaire des produits de santé).

Cette agence spécialisée constitue, de façon circonstancielle, des comités d'experts chargés de lui faire des recommandations concernant des produits de santé (pour faire simple) et des médicaments particuliers. Ces comités sont peuplés d'experts ayant des liens très étroits avec les industriels. Les conflits d'intérêt sont donc omniprésents.

LES SOCIÉTÉS SAVANTES

Quelques jours après que Merck et Schering-Plough eurent divulgué les résultats de l'essai Enhance et qu'ils furent violemment attaqués par les médias, l'*American Heart Association* (AHA), l'équivalent américain de la Société française de cardiologie, volait au secours des deux laboratoires en décrétant que les résultats de l'essai Enhance n'autorisaient aucune conclusion quant à l'efficacité du Vytorin ou d'un autre médicament anti-cholestérol pour empêcher les crises cardiaques.

Dans la foulée, le *New York Times* révélait sans autre commentaire (comme si l'information disait tout) que cette prestigieuse corporation médicale recevait chaque année deux millions de dollars de subvention de Schering-Plough. L'information n'indiquait pas combien Merck versait.

Chaque année, lors de la grand-messe du congrès annuel de l'AHA, ses dirigeants rappellent courtoisement que, sans ses « grands frères », l'Association ne serait rien. Qui sont les « grands frères » ? Les industriels évidemment. Cette question du financement (et même de la survie pure et simple) des sociétés savantes dans le monde de la médecine devrait faire l'objet d'enquêtes approfondies de la part des administrations concernées.

LES SOCIÉTÉS SAVANTES EN FRANCE

Lors de la publication de mon livre *Dites à votre médecin que le cholestérol est innocent...* en juin 2007, la Société Française de Cardiologie, tout comme la Fédération Française de Cardiologie ou encore la Nouvelle Société Française d'Athérosclérose se sont manifestées pour condamner le livre, sans même que leurs membres aient eu le temps de le lire. Pourquoi un tel refus du débat scientifique ? Parce que ces sociétés entretiennent des liens anciens et étroits avec l'industrie pharmaceutique ? Leurs dirigeants connaissent bien le cholestérol, les médicaments qui le font baisser... et aussi les entreprises qui les vendent. La Société Française de Cardiologie (SFC) a partie liée avec des intérêts financiers colossaux, ceux des médicaments, au premier rang desquels les statines. Ce n'est pas une honte, ce n'est pas interdit, c'est un conflit d'intérêt rien de plus et nous devons en tirer les conséquences : les avis et recommandations de la SFC sont influencées obligatoirement par ces liens privilégiés et n'ont pas de valeur objective. Plusieurs des dirigeants de la SFC ont à titre personnel des liens financiers avec les laboratoires qui vendent des médicaments hypocholestérolémiants. C'est le cas du président en fonction à l'époque, qui, tout en étant expert auprès des autorités sanitaires, affichait une liste confortable de « partenaires » commerciaux. Comme je le discute dans la conclusion de ce livre, il ne suffit pas de déclarer des conflits d'intérêt financiers pour devenir blanc comme neige. Il est urgent de rompre ces liens malsains entre le commerce et les autorités médicales et scientifiques. Il ne s'agit d'ailleurs pas d'interdire quoi que ce soit, il s'agit d'obliger chacun d'entre nous à faire ses choix : ou bien on s'enrichit dans le secteur commercial (et on perd sa crédibilité de scientifique et d'altruiste), ou bien on reste dans le secteur non commercial et on peut se prévaloir d'un avis objectif et d'une intégrité scientifique non suspecte. La Fédération Française de Cardiologie (FFC) n'est pas en reste. La FFC a lancé ces dernières années des campagnes « de sensibilisation et de mobilisation du grand public. » Mais pas pour inciter à consommer moins de statines – comme le demande l'Assurance Maladie. Au contraire, les campagnes de la FFC ont notamment servi à favoriser la consommation de statines qui « décrasseraient » les artères. La Nouvelle Société Française d'Athérosclérose (NSFA) cautionne elle aussi des campagnes de presse favorables aux statines. Comme en 2003, où un message de terreur était adressé au public (*Dire qu'un simple dosage de son cholestérol aurait pu lui éviter ça*). Et après le dosage, on doit évidemment « corriger » ce chiffre obligatoirement dangereux avec une statine.

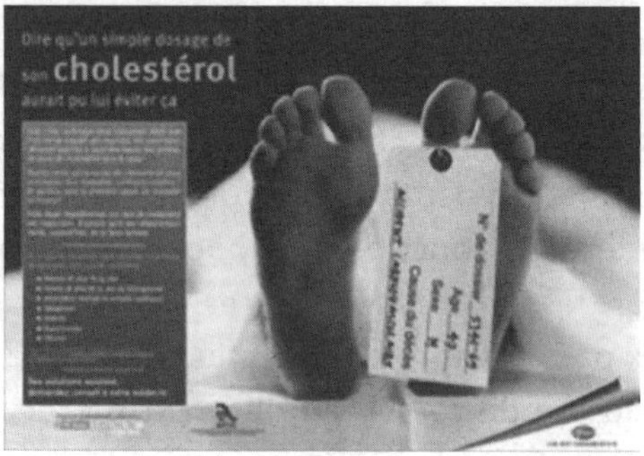

LA PARTIE VISIBLE DE L'ICEBERG

L'affaire Enhance soulève donc de multiples questions. On comprend bien aujourd'hui qu'elle est la partie visible d'un iceberg. Elle montre qu'il est urgent de remonter dans le temps et de questionner, à la lumière de nos connaissances et découvertes récentes, la qualité technique et la crédibilité des études et essais plus anciens, sur lesquels sont basées nos pratiques médicales d'aujourd'hui. Les statines, qui représentent un des plus gros chiffres d'affaires de l'industrie pharmaceutique et une source de profits gigantesques, sont particulièrement susceptibles de générer des conduites imprévues et malsaines.

Qu'y a-t-il de crédible dans les essais et études publiés au cours des dix ou vingt dernières années sur ces médicaments et sur le cholestérol en général ?

À quand remontent les dérives et abus observés aujourd'hui ?

Ce livre a pour but d'initier ce travail de vérification et d'investigation. Forts de notre prise de conscience de la réalité des acteurs et des rapports de force, nous pouvons relire ce passé récent de façon moins naïve. J'ai fouillé le passé jusqu'au début du siècle précédent, j'ai méticuleusement analysé des milliers de publications (un travail d'analyse que j'accomplis d'ailleurs quotidiennement depuis plusieurs décennies) et j'ai vérifié du mieux que je pouvais toutes sortes de données. J'ai mis dans cette analyse toute mon expérience de scientifique et de médecin, comme expérimentateur et comme investigateur dans les essais cliniques, et j'ai essayé de rester le plus froid et le plus objectif possible. Je ne prétends pas que mon travail soit parfait, que je n'aie pas fait des erreurs ou que je ne sois pas coupable de quelques imprécisions. Mais, ma conclusion est que l'histoire du cholestérol et des traitements anti-cholestérol a toutes les apparences d'une formidable arnaque médicale et scientifique, comme je l'ai dit dans l'avant-propos. Je ne fais pas de morale, je n'accuse personne, sauf un système qui est devenu fou. L'heure des bilans doit venir et je ne demande rien d'autre qu'une remise à plat systématique des théories et dogmes engendrés par plusieurs décennies de méprises, de mensonges et de propagande.

CHAPITRE 3

UN ESSAI CLINIQUE, C'EST QUOI ?

Mardi 26 février 2008, autour de 9 heures, France Info. Un chroniqueur médical annonce une grande nouvelle : « *Les médicaments contre le cholestérol, les fameuses statines, pourraient diminuer de moitié la mortalité par infection pulmonaire. C'est le résultat d'une grande étude américaine (au Texas) sur plus de 9 000 dossiers d'hospitalisation. Et plus on est âgé, plus on profiterait de cette protection.* » Le chroniqueur, sûr de son fait, enchaîne sur un commentaire ironique : « *les patients qui ne prennent pas leur statine sous prétexte qu'ils ne la supportent pas feraient bien de réfléchir à deux fois, vu l'extraordinaire bénéfice auquel ils échappent du fait de cette abstention.* » Je suis bien sûr que les investigateurs texans n'ont pas dit que les statines étaient des médicaments contre l'infection pulmonaire. Le chroniqueur, certainement en toute bonne foi en communiquant cette nouvelle sans ambages à des millions d'auditeurs, contribue au brouhaha général qui conduit à des pratiques médicales non légitimées par un minimum de données scientifiques. L'analyse rétrospective et même très attentive de 9 000 dossiers médicaux n'est certainement pas une technique scientifique recommandable pour étudier l'effet d'un traitement quelconque. Ce dont parle avec grand enthousiasme le chroniqueur de France Info n'est qu'une simple observation qui peut susciter un peu de curiosité, rien de plus.

Question : Pourquoi des patients sous statine se défendraient-ils mieux contre une infection pulmonaire ?

Réponse : Parce que leur niveau de vie et de santé en général (état nutritionnel surtout) est supérieur à celui de ceux qui ne prennent pas la statine, comme l'indique le fait qu'ils peuvent se payer une statine, médicament fort dispendieux aux États-Unis. En d'autres termes, l'observation des investigateurs texans est plus sociologique que médicale.

Toute recommandation médicale ne peut reposer que sur des données solides obtenues par des expériences dans lesquelles les scientifiques contrôlent toutes les variables. En recherche médicale, ces expériences s'appellent des essais cliniques. Toute recherche médicale sérieuse se construit sur un principe scientifique fondamental : la maîtrise du hasard. Le hasard est le principal co-investigateur, indésirable, de toute recherche médicale et de tous les essais cliniques. Le docteur Hasard est donc le principal adversaire des bons investigateurs. Le Dr Hasard est malheureusement toujours là, et il peut nous faire prendre des vessies pour des lanternes, comme on disait en vieux français. En conséquence, on distingue deux grands types de recherche médicale :

• celle qui peut conduire les médecins à adopter un nouveau traitement, et cette recherche-là doit avoir le Dr Hasard sous son contrôle ;

• celle qui néglige (volontairement ou pas) les feintes et farces du Dr Hasard et dont les conclusions doivent être rangées dans la catégorie « intéressant mais à vérifier ! ».

Seuls les médecins sont habilités à pratiquer le premier type de recherche qui est basée sur l'essai clinique. Le deuxième type de recherche est celle des épidémiologistes. Elle est fort utile pour comprendre des situations cliniques particulières et orienter les médecins chercheurs. Elle peut précéder l'essai clinique ; et, surtout, elle peut permettre que l'essai clinique soit bien conçu et organisé pour répondre à des questions correctement formulées. Bref, les deux types de recherche sont indispensables mais seul l'essai clinique autorise des modifications thérapeutiques, car seul l'essai clinique maîtrise de façon acceptable le Dr Hasard (à condition de respecter scrupuleusement les règles basiques de l'essai clinique).

Pour qu'une recherche médicale n'induise pas les médecins en erreur, elle doit donc essayer de maîtriser les farces et feintes inventées par le Dr Hasard. Cela signifie, par exemple, que pour vérifier si un traitement est vraiment efficace, il faut être sûr que l'effet bénéfique éventuellement observé dans une expérience (un essai clinique) est réellement dû au médicament et pas au hasard. Comment faire ? Après plusieurs décennies de recherche, on a trouvé comment il fallait procéder. Ce sont les bases intangibles, et j'allais dire sacrées, de l'essai clinique. Qui y déroge est indigne du métier. L'essai clinique est, jusqu'à preuve du contraire, la seule technique admise d'un point de vue scientifique et éthique pour donner des conclusions intelligentes et crédibles aux médecins concernant l'utilité et la dangerosité d'un médicament. Quelles sont ces règles ?

1- Le médicament que l'on veut tester doit être comparé à un médicament témoin (ou à un placebo, c'est-à-dire un comprimé ou une ampoule qui ne contient pas de produit actif), et les deux groupes de patients recevant soit le médicament soit le placebo doivent être constitués par tirage au sort ! C'est le seul moyen d'être sûr que les deux groupes sont identiques au départ et que le Dr Hasard n'a pas biaisé la comparaison en induisant une différence entre les deux groupes dès la constitution des groupes.

2- L'hypothèse testée doit être formulée avant le début de l'essai. Par exemple, les investigateurs doivent clairement quantifier la réduction de risque espérée grâce au traitement. En d'autres termes, ils doivent dire s'ils pensent (posent l'hypothèse) que le traitement testé va réduire de 20 %, 30 % ou 50 % la mortalité. Ils doivent aussi décider si cette réduction de risque va se produire en 3, 4 ou 5 ans. Ils en déduisent la durée de leur expérience.

À partir de ces deux chiffres – le degré de réduction du risque et la durée du traitement –, un logiciel de statistiques permet de calculer le nombre de patients nécessaires (qui doivent être tirés au sort) pour tester l'hypothèse en minimisant le plus possible (mais jamais totalement) les effets du hasard. En procédant de la sorte, on laisse très peu de place au hasard puisque l'hypothèse de travail est chiffrée à l'avance. Le principe est qu'on teste cette hypothèse-là, et aucune autre. Et on ne doit pas changer d'hypothèse en cours de route car cela ouvrirait la porte à toutes sortes de biais (que je ne vais pas décrire ici pour ne pas lasser les lecteurs). Le résultat de l'essai clinique nous dit si l'hypothèse est vérifiée ou rejetée, il n'y a pas d'autre alternative. C'est blanc ou c'est noir ! Une hypothèse ne peut pas être un peu vérifiée, et on ne peut pas parler de « tendance » dans un essai clinique. De cette façon, après un essai clinique bien conduit, la communauté médicale sait si un médicament est utile ou pas, et peut prendre des décisions thérapeutiques vis-à-vis de patients à l'échelon individuel. Telles sont les règles basiques que les scientifiques ont dégagées pour se prémunir des caprices et feintes du Dr Hasard. Le principe du tirage au sort et les trois chiffres de l'hypothèse testée (degré de réduction du risque, durée de l'essai et nombre de patients inclus) ne sont pas négociables une fois que le protocole a été validé. C'est sacré ! Et seules des circonstances exceptionnelles permettent d'y déroger !

Hélas, de plus en plus souvent et avec la bénédiction de comités scientifiques qui n'en ont que le nom, ces règles sont violées. La plus fréquente de ces violations est l'arrêt prématuré de l'essai ; j'y reviendrai à propos de plusieurs essais récents. Les motivations sont présentées comme éthiques (il serait impardonnable de priver des patients des bienfaits supposés d'un nouveau traitement), mais elles ont toutes les apparences du raccourci délibéré pour accélérer la mise sur le marché d'un médicament ou la définition d'une nouvelle allégation.

ILLUSTRONS NOTRE PROPOS

Un essai clinique peut être assimilé à une course (de chevaux, par exemple) avec une ligne de départ et une ligne d'arrivée. On demande aux jockeys de parcourir dix tours de piste. Le premier arrivé a gagné. On pourrait faire plus ou moins de tours mais si on a dit dix tours, on doit s'y tenir. Il ne saurait être question d'arrêter la course après 3 ou 5 tours sous prétexte qu'un des chevaux a pris beaucoup d'avance. Les autres jockeys pourraient alléguer qu'ils sont partis doucement pour économiser leur monture et qu'ils allaient demander à leurs chevaux d'accélérer progressivement pour finir à toute allure. Inversement, celui qui a pris de l'avance peut avoir présumé de ses forces et peut s'effondrer avant la fin du dixième tour et être rattrapé. Comme je l'ai déjà écrit, il y a deux co-investigateurs principaux dans les essais cliniques, le deuxième étant le Dr Hasard, et cet investigateur-là est capable de toutes les farces et attrapes ! En arrêtant prématurément un essai, on ouvre la porte au Dr Hasard, on sort de l'hypothèse formulée initialement. On décapite l'essai qui devient ininterprétable.

Au-delà de ces trois chiffres sacrés, on peut certes prendre des précautions supplémentaires pour protéger les patients participant à un essai, ou pour être encore plus sûr que le Dr Hasard ne va pas nous jouer un mauvais tour. Par exemple, un traitement pouvant être dangereux, il est légitime de vérifier périodiquement pendant l'essai si le nombre de décès n'est pas plus élevé que ce que prédisait l'hypothèse de départ. Si c'était le cas, il est évidemment urgent de stopper prématurément l'essai. Ce fut récemment le cas avec l'essai Illuminate que je décris un peu dans la troisième partie (lire page 161)

Un autre exemple : même si le nombre de patients à inclure dans l'essai (et à tirer au sort) a été calculé par un logiciel de statistiques, il est souvent plus prudent de recruter plus de patients que le chiffre calculé, au cas où la fréquence des complications attendues soit plus basse que prévue ; ce qui arrive très fréquemment dans les essais cliniques car les patients étant mieux suivis médicalement du fait de leur participation à une recherche, ils font moins de problèmes et complications.

En conclusion de ce court chapitre traitant de façon simplifiée des règles de l'essai clinique, j'insiste sur le fait que toute évaluation objective des effets thérapeutiques potentiels d'une nouvelle molécule doit commencer par l'examen attentif des conditions des essais cliniques avec comme question : a-t-on respecté les règles basiques de l'essai clinique ?

Comme ce livre n'a pas la prétention d'être un manuel pratique de l'essai clinique, je ne détaille pas les autres aspects techniques importants qu'il est impératif de respecter pour assurer la crédibilité des résultats de l'essai. J'y reviendrai en décrivant certains essais cliniques dans les chapitres suivants et en montrant combien la façon de sélectionner les patients, de les suivre pendant l'essai (la question des perdus de vue), de faire le tirage au sort (la question de la stratification par centre dans les essais multicentriques) et d'analyser les résultats conditionne cette crédibilité. Hélas, ce livre montre que les recherches cliniques sur le rôle du cholestérol dans les maladies cardiovasculaires et sur les statines ne sont qu'une succession de violations plus ou moins grossières des règles de l'essai clinique (lire page 43). En conséquence, la validité scientifique de la majorité de ces essais est de la plus grande fragilité, en particulier tous les essais testant les statines avant l'affaire du Vioxx.

Certes, comme toutes les réalisations humaines, les essais cliniques sont rarement parfaits à tous les points de vue, mais ceux conduits pour tester les statines sont particulièrement biaisés, et ces biais nous donnent souvent l'impression de ne pas avoir été involontaires.

DEUXIÈME PARTIE

LA SAGA DU CHOLESTÉROL

Les hommes qui ont une foi excessive dans leurs théories ou dans leurs idées sont non seulement mal disposés pour faire des découvertes, mais ils font aussi de très mauvaises observations. Ils observent nécessairement avec une idée préconçue, et quand ils ont institué une expérience, ils ne veulent voir dans ses résultats qu'une confirmation de leur théorie. Ils défigurent ainsi l'observation et négligent souvent des faits très importants, parce qu'ils ne concourent pas à leur but.

CLAUDE BERNARD
INTRODUCTION À LA MÉDECINE EXPÉRIMENTALE, 1865.

CHAPITRE 1

LE CHOLESTÉROL BOUCHERAIT LES ARTÈRES ? CENT ANS DE CONTROVERSES

L'HISTOIRE DU CHOLESTÉROL EST MAINTENANT VIEILLE D'UN SIÈCLE. Le nombre de livres et d'articles scientifiques ou médicaux qui lui ont été consacrés est réellement astronomique. Pourtant, et c'est vraiment un paradoxe, il n'existe toujours pas de consensus à propos du cholestérol. Pas une semaine sans rebondissement !

Et la récente polémique à propos de l'étude Enhance en est l'illustration. Les experts ne parviennent décidément pas à se mettre d'accord, ce qui est un cas absolument unique dans l'histoire de la médecine !

CENT ANS DE CONTROVERSES

Dans l'histoire des sciences, les innovations n'ont jamais été acceptées d'emblée et ont presque toujours fait l'objet de controverses. Il est très sain que les conservateurs résistent, tandis que les innovateurs approfondissent et multiplient leurs travaux pour convaincre les précédents.

Le progrès scientifique n'est qu'une suite ininterrompue de phases de dissensus et de consensus. En général, les intérêts divergents (intérêts économiques, carrière des individus, orgueil personnel) finissent par plier devant l'évidence des faits et le simple bon sens.

Les acteurs économiques, en particulier, préfèrent le consensus et sont toujours prêts à s'adapter avec souplesse aux nouvelles donnes scientifiques et techniques, tant le commerce, le business et les profits sont allergiques aux polémiques et à leurs inévitables partenaires, la défiance et l'incertitude.

Avec le cholestérol, on peut dire qu'il n'y a jamais eu de consensus. De décennie en décennie, jamais les discussions n'ont cessé. Et aujourd'hui encore en 2008, à l'ère triomphale des statines – près de 7 millions de personnes en France prennent ces médicaments –, cela continue. Nombre de chercheurs, médecins et journalistes spécialisés restent sceptiques et, à la moindre occasion, c'est un véritable feu d'artifice de critiques et d'accusations de toutes sortes.

Dans mon précédent livre, j'avais essayé d'ouvrir un débat serein et équilibré pour amener médecins et patients à réfléchir. Avec les experts, dans leur grande généralité, je me suis heurté à un mur du silence. Je n'ai pas eu de critiques sur le fond – qu'aurait-on dit face aux évidences ? – mais on m'a fait comprendre – pas toujours poliment – qu'on ne souhaitait pas ce débat.

En fait, je pense que la situation actuelle arrange tout le monde, y compris les médecins et les patients ; le statu quo est donc la solution idéale. En remontant dans le passé et en retraçant l'histoire du cholestérol, nous comprendrons les tenants et aboutissants de cette interminable controverse. C'est, je crois, une étape indispensable pour adapter les pratiques et faire cesser ce *cholestérol delirium*.

PETITE ANECDOTE RÉVÉLATRICE DU CLIMAT ACTUEL

Bien souvent la prescription des statines par les médecins relève plus de la précaution – principalement juridique car les patients n'hésitent plus, notamment aux Etats-Unis, à traîner les médecins devant les tribunaux – que de la certitude d'être utiles, et encore moins salvateurs. Récemment, lors d'une réunion avec une association de médecins généralistes très sceptiques vis-à-vis des bienfaits des statines (et qui m'avaient invité pour discuter des essais cliniques), j'ai entendu deux choses étonnantes. Premièrement, les médecins disent que l'expérience quotidienne leur indique de façon répétitive que les statines sont bien peu efficaces car ils voient de plus en plus des victimes d'accidents cardiaques déjà traités avec une statine. Ainsi, l'extraordinaire protection dont fait état le marketing de l'industrie, et qui justifie les prescriptions, est loin de faire miracle. Deuxièmement, certains recommandent à leurs patients, plutôt que d'arrêter ces traitements (et de se le voir reprocher, par un quelconque spécialiste) d'oublier leur comprimé. Quelle est cette étrange époque de terrorisme juridique et professionnel où les médecins n'osent plus pratiquer leur médecine en toute conscience ? Il est donc urgent de crever l'abcès !

L'HOMME N'EST PAS UN GROS LAPIN

Il y a plusieurs points de départ possibles à l'historique du cholestérol. Les plus ardents défenseurs de la théorie du cholestérol eux-mêmes, comme Daniel Steinberg de l'université de Californie à San Diego dont les premières publications sur le sujet remontent aux années 1950, prennent comme origine les travaux d'un investigateur russe travaillant à Saint-Pétersbourg avant la Première Guerre mondiale (entre 1900 et 1910), Nicolas Anitschkov. Ce dernier avait mis au point un modèle expérimental d'athérosclérose – nom donné aux pathologies artérielles qui rétrécissent le calibre interne des artères – chez le lapin.

La pauvre bête était nourrie avec des rations astronomiques de graisses riches en cholestérol. En sacrifiant les animaux, Anitschkov constatait des dépôts importants de graisse sur la paroi des artères, mais aussi des dépôts de graisse dans de nombreux autres organes, notamment le foie, ce qui est très rare chez l'homme.

Ce modèle caricatural et ses dérivés ont servi et servent aujourd'hui encore d'argument déterminant par les experts pour accuser le cholestérol d'être la cause de l'athérosclérose et des infarctus. Pas un meeting scientifique sur l'athérosclérose sans que de brillants biologistes viennent décrire leurs extraordinaires découvertes sur des modèles animaux toujours plus sophistiqués, notamment sur le plan génétique.

La médecine expérimentale, c'est-à-dire la mise au point chez l'animal de modèles de maladies qui peuvent ressembler à celles des humains, peut être utile dans de nombreuses circonstances. Je l'ai pratiquée et continue de la pratiquer intensivement dans mon laboratoire de physiologie à Grenoble. Je sais de quoi je parle. Mais il faut être très prudent dans l'interprétation des données qu'elle fournit. Il est toujours périlleux d'extrapoler des données animales vers l'homme, surtout quand le modèle utilisé n'a rien à voir avec l'existence normale de l'animal. Cette propension des investigateurs de laboratoire à penser que ce qui est vrai chez l'animal d'expérience l'est aussi pour les humains – ils disent souvent qu'il suffit d'attendre pour que ça arrive – est typique des dérives de la médecine scientifique. Le modèle du « lapin cardiaque » mis au point par les investigateurs russes du début du XXe siècle est exemplaire à cet égard et, évidemment, il ne faut pas s'étonner qu'il ait été contesté et longtemps négligé.

À l'état naturel, le lapin ne fait jamais d'infarctus – le lièvre non plus d'ailleurs, même quand il fait la course avec une tortue. On peut toujours argumenter que si on ne le consommait pas si jeune en civet – bref, si on lui en laissait le temps –, il en ferait peut-être… Soit. En fait, pour qu'un lapin développe des lésions artérielles, il faut le nourrir de façon extravagante, sans rapport avec la nutrition naturelle d'un brave lapin herbivore ; et c'est bien ce que firent Anitschkov et ses copains.

Mais même dans ces conditions, les lésions artérielles du lapin n'ont rien à voir avec ce que les cardiologues voient habituellement chez leurs patients aujourd'hui, ni avec ce que les pathologistes voient (et voyaient) lors des autopsies. Par exemple, les humains ne font presque jamais de lésions sur l'aorte – l'artère qui distribue le sang aux organes –, alors que c'est là que le lapin les développe de façon presque exclusive. Les pathologies des artères du cœur – on les appelle les artères coronaires car elles forment comme une sorte de couronne autour du cœur – sont hélas une spécialité très humaine. Le lapin lui, ne les connaît pas, ou très peu.

D'autre part, les dépôts aortiques de lipides chez le lapin sont proportionnels à la quantité de cholestérol qu'on le force à manger, alors que ce n'est pas du tout le cas des humains. Les lésions artérielles chez les humains sont focales – on dit que ce sont des plaques – alors qu'elles sont disséminées chez le lapin de Anitschkov. Chez l'homme, et contrairement à ce que certains proclament et qui probablement n'ont jamais vu une artère humaine de leur vie, la sévérité de l'athérosclérose observée lors des autopsies n'est pas proportionnelle à la quantité de cholestérol présent dans le sang. De plus, le cholestérol alimentaire n'a pas d'effet significatif sur le taux de cholestérol mesuré dans le sang chez l'homme.

Ces observations sont en total contraste avec ce que l'on voit dans le modèle du scientifique russe. Le « lapin cardiaque » est donc un très mauvais modèle expérimental pour comprendre les maladies artérielles humaines, et c'est pour cette raison que les travaux d'Anitschkov et de tous les investigateurs dans ce champ de recherche n'ont suscité aucun intérêt tout au long de la première moitié du XXe siècle. Pendant près de cinquante ans, ces travaux sont restés totalement inconnus. Ils ont été « déterrés », si je puis dire, après la Seconde Guerre mondiale et nous allons voir dans quelles circonstances.

LES RONGEURS NE VALENT PAS MIEUX QUE LES LAPINS

Au cours des cent dernières années, d'autres modèles expérimentaux (chez le chien, le poulet, le pigeon, et surtout avec toutes sortes de souris génétiquement modifiées) ont été proposés pour essayer de convaincre les sceptiques et arriver à une sorte de consensus à la suite des travaux de l'expérimentateur de Saint-Pétersbourg. Ce fut un échec. La médecine expérimentale appliquée à ce domaine particulier des maladies artérielles et du cholestérol ne fournit donc pas d'arguments solides pour justifier des pratiques médicales humaines. Aucun modèle expérimental n'est réellement satisfaisant. La raison est la faiblesse de la méthodologie scientifique utilisée dans la majorité de ces études. Cela ne veut pas dire que les scientifiques travaillant sur ces modèles expérimentaux travaillent mal ou sont de mauvais investigateurs, c'est simplement que ces modèles animaux ne sont pas appropriés à la question posée qui est de comprendre une maladie humaine.

LE TOURNANT DE LA SECONDE GUERRE MONDIALE

L'arrivée du cholestérol sur la scène médicale autour de 1950 n'est pas une conséquence des travaux expérimentaux sur l'animal, on l'aura compris, mais en réalité le résultat des progrès scientifiques et techniques induits par la Seconde Guerre mondiale – en particulier, l'essor des statistiques de population et de l'épidémiologie. En effet, le conflit mondial a été, outre une tragédie humanitaire innommable, le théâtre d'efforts considérables en technologie et ingénierie. Cela faisait partie de l'effort de guerre pour vaincre l'adversaire et n'avait aucune motivation humanitaire ou scientifique. Les mises au point des missiles et bombes atomiques sont le fruit de ces avancées technologiques. L'effort de guerre a intéressé d'autres domaines que les armes, notamment la sociologie et les sciences humaines en général.

La psychologie expérimentale et la psychométrie sont nées à cette époque, toujours dans le cadre de l'effort de guerre. On en avait besoin pour prévoir les réactions des populations amies ou ennemies et anticiper les tactiques à appliquer en fonction des terrains rencontrés. Il en fut de même pour les études de population et la mise au point de techniques de calculs (statistiques) et d'archivages adaptées.

On est donc sorti de cette guerre avec de nouvelles idées et de nouvelles techniques pour étudier les populations et leur état de santé, ce qui, après la tragédie, paraissait être une priorité humanitaire.

À cette époque, les États-Unis étaient le théâtre d'une forte augmentation des maladies cardiovasculaires (beaucoup plus que des cancers), notamment chez les hommes jeunes, et ces maladies ont été déclarées « catastrophe nationale ».

Dans la droite ligne de l'esprit guerrier qui régnait alors, il a fallu désigner l'ennemi, celui ou ceux coupables d'avoir attaqué le peuple américain. Une sorte de répétition de Pearl Harbor, version naturaliste et épidémiologique en quelque sorte.

Le bon côté de cette démarche collective fut qu'une nation entière allait se mobiliser contre une maladie épidémique. Le mauvais côté fut que cette mobilisation nationale se devait d'être orchestrée avec des slogans (et une propagande) simples : le champ de bataille et l'ennemi devaient être clairement identifiés. Ce fut le cholestérol.

MIEUX QUE LE TABAC

Le tabac aurait pu jouer ce rôle d'ennemi public numéro un, mais, à cette époque, c'était politiquement incorrect puisque tous les grands hommes politiques du camp des vainqueurs étaient des fumeurs invétérés (Churchill et son cigare, de Gaulle et ses Craven, Roosevelt et Staline jamais filmés sans une cigarette), tandis que Hitler et les dignitaires nazis furent les premiers militants antitabac de l'Histoire. Le marché du tabac américain était florissant, ce qui comptait sans doute aussi. Et puis les médecins pensaient que la lutte contre le tabac (sous ses différentes formes) était plus complexe à mener que celle contre le cholestérol. Le cholestérol était donc un meilleur ennemi que le tabac.

Un autre événement a joué un rôle important dans la stigmatisation du cholestérol : la mise au point dans les années 1930 d'une méthode rapide d'analyse du cholestérol grâce à une prise de sang et des techniques simples de laboratoire. L'ennemi pouvait ainsi être désigné par un simple chiffre et toute victoire (ou défaite) sur cet ennemi était également visualisable par un chiffre.

Finalement, le contexte politique très favorable au lancement de campagnes contre les ennemis du peuple américain a fait le reste. À côté des maccarthystes faisant la chasse aux communistes, on trouvait les végétariens mormons et quakers qui souhaitaient célébrer les bienfaits des céréales et autres graines et voyaient dans le cholestérol la molécule animale par excellence. En combattant le cholestérol, on combattait les carnivores et le gaspillage des céréales utilisées pour élever les animaux de boucherie.

Pourtant, en dépit d'efforts méritoires, les chercheurs restaient incapables de montrer que les patients atteints d'athérosclérose avaient significativement plus de cholestérol dans le sang que les personnes en bonne santé. Déjà, la polémique et les disputes ! Morceaux choisis.

Le Dr John Gofman (université de Californie), un expert de renommée internationale dans le domaine des lipoprotéines (la forme sous laquelle le cholestérol est transporté dans le sang), écrivait ainsi en 1950 dans le prestigieux journal américain *Science* : « *Certains assurent que le cholestérol sanguin est significativement élevé chez une majorité de patients atteints d'athérosclérose, alors que d'autres le contestent avec vigueur. On peut dire avec certitude qu'un nombre considérable de personnes souffrant des conséquences de l'athérosclérose ont des taux de cholestérol sanguins normaux.* »

C'est toujours vrai aujourd'hui, à moins de décider que le cholestérol « normal » est toujours plus bas. Récemment, et sans aucune pudeur, des médecins américains ont tout simplement décrété que le cholestérol « normal » est celui qui est le plus bas possible. Avec ce genre de raisonnement, plus personne n'a un cholestérol « normal » puisqu'avec un bon médicament (une statine, par exemple), il est toujours possible de le diminuer encore un peu plus. On voit qu'avec de tels individus, les termes de cette véritable farce médicale sont devenus tout à fait imprévisibles.

Les études d'autopsies n'avaient pas montré que les personnes dont le cholestérol est élevé ont des artères plus bouchées que celles dont le cholestérol est normal ou bas. Dès 1936, le biochimiste Warren Sperry, co-inventeur de la technique de mesure du cholestérol, procéda avec Kurt Landé – un pathologiste de New York – à l'autopsie d'une centaine de personnes récemment décédées de mort violente dans cette ville. Ils mesurèrent leur cholestérol sanguin et le degré d'athérosclérose dans leurs artères. Leur conclusion : « *Ni l'incidence ni la sévérité de l'athérosclérose ne sont directement affectées par le niveau de cholestérol dans le sang.* »

De nombreux pathologistes ont fait la même constatation, comme le chirurgien texan Michael DeBakey en 1964, après avoir opéré 1 400 patients à Houston. Le 9 avril 1987, après que le président Ronald Reagan lui eut remis la médaille nationale des sciences pour sa contribution à la médecine cardiovasculaire, le Dr DeBakey tint une conférence de presse au cours de laquelle il répéta que le cholestérol n'était pas la cause centrale de l'athérosclérose, ajoutant que les personnes dont le cholestérol est bas ont autant de risque que les autres d'être victimes d'athérosclérose. Au moment de ce discours (en 1987), les observations de DeBakey portaient sur plus de 15 000 patients.

LA RÉVOLUTION DE ANCEL KEYS (ANNÉES 1940-1950)

Ancel Keys, un biochimiste de Chicago mobilisé en Europe, s'était rendu célèbre pendant la guerre pour la conception des fameuses rations K (« K » pour Keys). Destinées initialement aux troupes en campagne, elles devinrent très populaires quand elles furent distribuées aux populations civiles affamées, libérées par les troupes alliées. Le but était de fournir la quantité de vivres nécessaires à un homme pour une journée. La ration comportait une grande variété de nutriments, le tout avec un encombrement réduit, donc facile à transporter.

Keys est un des premiers (bien avant la guerre) à avoir clairement formulé la théorie du cholestérol : le cholestérol bouche les artères et le cholestérol sanguin dépend de l'alimentation. Mais Keys ne se contenta pas d'un énoncé théorique, il fut aussi un exceptionnel propagandiste (avec un sens inné de la communication pour lever des fonds et financer ses recherches) et un des initiateurs de la guerre contre le cholestérol.

Lorsque Keys lança sa croisade contre l'infarctus et le cholestérol à la fin des années quarante, la plupart des médecins pensaient que l'athérosclérose et l'infarctus étaient liés à l'alimentation, mais ils ne faisaient pas encore le lien avec le cholestérol ; malgré les travaux chez l'animal qui restaient inconnus (ceux d'Anitschkov).

Certains prétendirent alors que les Américains consommaient trop d'aliments riches en cholestérol – viande, œufs essentiellement – et que cela élevait le taux de cholestérol dans le sang. Keys critiqua vertement cette thèse. En 1956, il écrivit : « *Chez l'homme adulte, le cholestérol sanguin est sans relation avec l'ingestion alimentaire de cholestérol.* » Ce que Keys s'attachera à démontrer, c'est que « *ce n'est pas le cholestérol du régime alimentaire qui fait augmenter le taux de cholestérol sanguin, ce sont les autres graisses, notamment les graisses saturées animales, et que c'est manger trop de graisses saturées animales qui cause l'infarctus en provoquant l'élévation du cholestérol* ».

Ses attaques les plus virulentes furent donc portées contre les graisses animales qui contiennent aussi du cholestérol (symboliquement présenté comme la molécule animale par excellence) contrairement aux graisses végétales qui, elles, non seulement ne contiennent pas de cholestérol, mais font diminuer le cholestérol quand on en mange en quantités suffisantes.

Il serait trop long et fastidieux de raconter cette interminable controverse entre les défenseurs des graisses animales (viande, lait, œufs) et les défenseurs des graisses végétales (maïs, soja, tournesol). Il en résulta près de vingt ans de cacophonie.

En France, où dans certaines régions, la cuisine au beurre est une sorte de religion, la bataille ne fut pas moins dure entre les BOF (Beurre-Œufs-Fromages) et les partisans de la cuisine à l'huile (d'abord d'arachide, puis de tournesol) épaulés par les industriels des oléagineux qui arrivaient sur le marché avec leurs margarines.

La relecture des écrits et argumentaires de l'époque est éloquente et montre que la mauvaise foi et les conflits d'intérêt ne datent pas d'aujourd'hui !

ET LA SCIENCE DANS TOUT ÇA ?

Il n'est pas exagéré de dire que les données scientifiques vinrent plus en aval qu'en amont de la théorie du cholestérol, du rôle attribué aux graisses animales et au cholestérol comme cause de l'infarctus du myocarde. Elles servirent plus de justificatifs a posteriori que d'argumentaire clairement démonstratif. La première étude à avoir permis d'analyser la relation entre la nutrition (les graisses animales), le cholestérol du sang et l'infarctus ne fut lancée aux États-Unis que dans les années 1950. C'est la fameuse étude de Framingham, du nom de la petite cité ouvrière proche de Boston où elle fut conduite.

L'étude consistait à enregistrer chez des centaines de résidents de Framingham un certain nombre de paramètres du mode de vie (nutritionnels, entre autres), des mesures physiologiques (poids, tension artérielle) et des dosages biologiques avec notamment le cholestérol. Les premiers résultats tombèrent au début des années 1960 et donnèrent lieu à des discussions agitées. Pourquoi ?

Parce que les résultats n'étaient pas du tout à la hauteur de ce qui avait été espéré, c'est-à-dire la confirmation de la culpabilité du cholestérol et des habitudes alimentaires déplorables du peuple américain.

En effet, si pour certains facteurs (tabac, hypertension artérielle), il n'y eut aucun doute sur la force de l'association statistique avec l'infarctus, il n'en était pas de même pour les facteurs nutritionnels et le niveau de cholestérol.

En résumé, seuls les hommes jeunes (moins de cinquante ans) voyaient leur cholestérol prédire, mais faiblement, leur risque d'infarctus. En vieillissant, l'association semblait s'inverser, et ceux qui avaient un cholestérol bas semblaient désavantagés en termes d'espérance de vie. Donc, selon les données de Framingham, il n'y avait pas de relation nette entre le cholestérol et le risque d'infarctus chez les plus de cinquante ans et les femmes. Il était donc impossible de confirmer la culpabilité du cholestérol !

L'hypothèse initiale des investigateurs (les graisses augmentent le cholestérol qui augmente le risque d'infarctus) n'était pas vraiment vérifiée et, plutôt que de rapporter leurs résultats contradictoires en toute clarté, ils décidèrent de ne pas en faire état.

Si des lecteurs avaient le moindre doute concernant mon témoignage, je les invite à rechercher, par la méthode de leur choix, les résultats des statistiques entre les habitudes alimentaires des résidents de Framingham, leur cholestérol et surtout le risque d'infarctus. Ils ne les trouveront que noyés dans des rapports non officiels (rapports internes à l'administration), car ils ne furent jamais publiés. Les investigateurs de Framingham se crurent autorisés à ne pas officialiser leurs données nutritionnelles dans des revues médicales ou scientifiques tant elles étaient contraires à leurs hypothèses et théories. On voit que la désinformation ne date pas d'aujourd'hui.

Malgré cet échec, les experts du cholestérol (notamment ceux de Framingham) persistèrent dans leurs affirmations que le cholestérol et les graisses animales étaient les ennemis à abattre. Comment ont-ils fait pour convaincre malgré tout ?

En introduisant une nouvelle technique. C'est une tactique connue de tous les propagandistes : si vous n'avez pas d'argument solide pour soutenir votre thèse, donnez des chiffres (de préférence des statistiques) ou parlez de nouvelles techniques !

Comme les premiers résultats de Framingham concernant le cholestérol n'étaient pas concluants (sans être totalement négatifs, comme je l'explique ci-dessus), les investigateurs proposèrent d'utiliser une nouvelle technique d'analyse des lipides du sang : c'était la technique dite de « centrifugation du plasma » qui permettait de séparer des molécules riches en cholestérol (les lipoprotéines) en fonction de leur densité. Il faut bien comprendre cette ironie de l'histoire : c'est parce que les données de Framingham n'étaient pas convaincantes qu'une nouvelle technique était introduite en médecine et qu'une nouvelle théorie allait naître.

Grâce à la centrifugation du plasma (une astuce technique), sont nées les HDL (*High Density Lipoprotein*) et les LDL (*Low Density Lipoprotein*), qui, en français, sont des lipoprotéines (des particules transportant les lipides dans l'organisme) de haute ou de basse densité.

Les analyses de Framingham furent répétées et des observations originales furent faites concernant les HDL et les LDL. Les investigateurs de Framingham furent en effet les premiers à montrer, sur une population relativement importante, que les HDL étaient associées au risque d'infarctus, suggérant que plus les HDL étaient élevées et moins on risquait un infarctus. Dans le même temps, ils montraient que les LDL semblaient un facteur de risque plutôt marginal, selon leurs dires, mais qui n'a rien d'étonnant.

Ainsi est née la théorie très artificielle qu'il y avait un « bon » (HDL) et un « mauvais » (LDL) cholestérol.1 Les investigateurs de Framingham concentrèrent dès lors leur message sur l'idée que le dosage du cholestérol était insuffisant pour évaluer le risque d'infarctus chez les individus. Il fallait aussi connaître le « bon » cholestérol HDL et, mieux encore, il fallait ajouter d'autres paramètres pour réellement évaluer le risque d'un individu. Le concept de risque global est donc aussi la conséquence de la faiblesse des résultats de Framingham. C'est une sorte d'aveu : l'association statistique entre cholestérol et infarctus est si faible (à Framingham) qu'il faut un index plus puissant pour prédire le risque au niveau individuel.

Malheureusement, ces théories du « bon » et du « mauvais » cholestérol ont été utilisées de façon caricaturale pour justifier des dosages biologiques et surtout des traitements dispendieux et inutiles chez des millions de patients pendant des dizaines d'années.

Les investigateurs de Framingham étaient peu enclins à publier leurs résultats négatifs car, en bonne logique, cela pouvait conduire à l'arrêt du financement de leur étude et les priver de leurs salaires. Ils auraient dû le faire pourtant car au même moment, en 1964, d'autres investigateurs publiaient dans le *Journal of the American Medical Association* les résultats d'une étude comparable, conduite dans une autre petite cité de l'est américain, Roseto en Pennsylvanie, avec cette caractéristique que la majorité des habitants étaient d'origine

PUBLIER OU NE PAS PUBLIER, LÀ EST LA QUESTION...

S'abstenir de publier – on peut parler de mensonge par omission – est une réalité bien connue dans les sciences de la vie, tout à fait catastrophique pour le développement du savoir scientifique. Pudiquement, entre professionnels, on appelle cela des « biais de sélection ». Cela signifie que les scientifiques ne publient que ce qui est conforme à leur idéologie et pas ce qui est susceptible de s'y opposer. Beaucoup se laissent aller à ce type de désinformation en ne publiant qu'une partie des données qu'ils détiennent dans une étude particulière. C'est aussi un biais de sélection. Ce fut à un moment donné tellement calamiteux dans les sciences de la vie et, en particulier, dans les sciences des médicaments que, dans la plupart des pays démocratiques, toute étude sur des personnes doit désormais être déclarée à une administration et les résultats doivent toujours être publiés ; même s'ils ne sont pas favorables au médicament que l'on espère commercialiser, et qui parfois même est déjà commercialisé, comme on l'a vu avec l'affaire Enhance.

italienne. Les auteurs décrivaient, sans aucun scrupule cette fois-ci, le fait que de fortes consommations de graisses animales et un niveau élevé de cholestérol n'étaient pas associés à une forte mortalité par infarctus et par accident vasculaire cérébral. L'étude de Roseto allait totalement contre la théorie du cholestérol et fut oubliée.

Les investigateurs de Framingham sélectionnèrent ce qui était (partiellement) favorable à la théorie et firent totalement l'impasse sur ce qui allait contre la théorie. Les résultats favorables de l'étude furent célébrés et mémorisés par les experts et les médias, et devinrent l'objet d'une sorte de culte parmi les médecins et scientifiques.

Ainsi va la science ! Si les experts avaient été totalement indépendants et lucides, ils auraient considéré la totalité des résultats de Framingham et de Roseto, et l'aventure du cholestérol se serait arrêtée là. On aurait gagné cinquante ans !

Jusqu'à une date récente, j'ignorais que les investigateurs de Framingham avaient caché leurs résultats. J'étais persuadé que cette étude avait fait l'impasse sur les habitudes alimentaires (ce que je trouvais étonnant et malheureux) puisque je n'avais jamais vu aucune trace publiée de ces données. Je n'aurais jamais imaginé que ces faiblesses n'étaient pas réelles mais qu'elles avaient été fabriquées dans le contexte d'un évident biais de sélection des données. Les investigateurs de Framingham nous ont volontairement trompés.

J'ai découvert cette désinformation organisée grâce au livre récent de Gary Taubes, *Good Calories, Bad Calories* dont je recommande la lecture. J'ai scrupuleusement vérifié ce que Taubes raconte à propos de Framingham et je dois humblement reconnaître qu'il a raison. J'ai fait preuve à l'époque d'une grande naïveté. *Mea culpa !*

Malgré la faiblesse de la base de données de Framingham, c'est pourtant sur ces résultats chez les hommes jeunes qu'a été construit un index de risque (*the Framingham Risk Index*), qui sert encore aujourd'hui (toujours) de mode de calcul du risque global de faire un infarctus. Des ajustements multiples ont été faits pour l'adapter aux deux sexes, quel que soit l'âge et en fonction des zones géographiques, mais la base reste celle de Framingham, aussi incroyable que cela puisse paraître.

C'est à partir du calcul de cet index que les médecins, et pas seulement aux États-Unis, sont invités à prescrire des médicaments anti-cholestérol. Des industriels distribuent gratuitement aux médecins des calculettes permettant en quelques secondes de décider d'un traitement anti-cholestérol. Pourtant, dans ces calculettes, comme dans l'index de Framingham, des facteurs de mode de vie aussi importants que l'exercice physique et la nutrition ne sont pas pris en compte. Autant dire que cet index est sans intérêt médical.

L'INDEX DE RISQUE DE FRAMINGHAM EN PRATIQUE

Donnez-moi votre âge, votre poids (ou votre index de poids corporel), vos habitudes de tabac, votre pression artérielle, votre « bon » et votre « mauvais » cholestérol et je vous calcule votre risque à dix ans.

Vos habitudes alimentaires et de boisson, votre degré de sédentarité ne m'intéressent pas, car ces facteurs n'apportaient pas d'information significative dans l'étude de Framingham. Si votre risque à dix ans atteint un certain seuil, je vous prescris un médicament anti-cholestérol. Et je le fais quel que soit votre cholestérol sanguin ; ça n'a pas d'importance, car ce qui compte, c'est votre risque global.

Pas de problème non plus si l'élévation de ce risque global est due à votre âge, votre poids et votre tabagisme, c'est à votre cholestérol que je déclare la guerre ; car c'est ce que les sociétés savantes subventionnées par l'industrie pharmaceutique ont décidé ! Et si moi, votre docteur, je n'applique pas ces règles absurdes, je suis susceptible d'être poursuivi pour mauvaises pratiques et non-respect des recommandations officielles.

L'ÉTUDE DES SEPT PAYS

En 1955, Ancel Keys lança une vaste étude épidémiologique, internationale cette fois-ci, pour confirmer son hypothèse (toujours très contestée) de la culpabilité du cholestérol et des graisses saturées animales. Ce sera l'étude des sept pays (*The Seven Countries Study*). Pour confirmer sa théorie, il aurait mieux fait de faire un essai clinique, mais n'étant pas médecin, je pense que cette approche lui était étranger.

Pour conduire cette étude d'observation, il va bénéficier d'une bourse de recherche annuelle de 200 000 dollars, un montant considérable pour l'époque. Son but principal était d'analyser, dans sept pays (États-Unis, Finlande, Hollande, Italie, Grèce, Yougoslavie et Japon), les habitudes alimentaires et certains facteurs susceptibles de favoriser l'infarctus du myocarde, notamment le cholestérol, la tension artérielle, le poids et le tabac. Le deuxième objectif était de suivre des petites cohortes représentatives de ces populations sur de nombreuses années et de vérifier si les facteurs enregistrés initialement étaient annonciateurs des complications cardiaques. Les principaux résultats furent publiés entre 1970 et 1985 au terme de quinze ans, puis vingt ans de suivi. Globalement, ces résultats vont indiquer que les habitudes alimentaires, la pression artérielle et le tabac sont des facteurs de risque majeurs de décès cardiaques. Pour le cholestérol, les résultats étaient plus ambigus, comme nous allons le voir.

Exprimés en nombre de décès par décennie (et rapportés au chiffre 10 000), il y eut 9 décès d'origine cardiovasculaire en Crète, à comparer à 992 chez les bûcherons et fermiers de Carélie du Nord en Finlande. Entre ces deux extrêmes, on trouvait des villageois japonais avec 66 décès, des cheminots romains (290 décès) et d'autres cheminots, américains cette fois (570 décès).

Finalement, malgré les données équivoques concernant le cholestérol – comme nous allons le voir –, il y avait, selon Keys, trois conclusions principales à tirer de l'étude :

- Le cholestérol prédit le risque d'infarctus.
- Les graisses saturées déterminent le taux de cholestérol.
- Les graisses monoinsaturées diminuent le risque d'infarctus.

Keys aurait pu tirer des conclusions très différentes. Par exemple, ce sont les graisses saturées qui indiquent le risque (et pas le cholestérol) ou bien qu'un ratio graisses saturées/monoinsaturées bas (rappelant la diète méditerranéenne) est protecteur. Mais, il préféra rester fidèle à la théorie du cholestérol et concentrer son message presque exclusivement sur le cholestérol.

Quand on analyse séparément les sept pays, on s'aperçoit qu'il y a de très grandes disparités : les Américains et les Finlandais sont très différents des Grecs et des Japonais (graphique ci-dessous). Chez les Japonais, on ne voit pas de lien entre le cholestérol et l'infarctus. Le lien entre cholestérol et mortalité cardiaque n'est significatif que pour les États-Unis et la Finlande – les courbes forment un angle important par rapport à l'horizontale. La nocivité supposée du cholestérol varierait beaucoup d'une population à l'autre, ce qui requiert un minimum d'explication.

De plus, cette forte association entre cholestérol et infarctus fatal, observée dans l'étude des sept pays pour la Finlande et les États-Unis, n'a pas été retrouvée dans d'autres populations, suggérant qu'il y avait possiblement un biais dans l'étude de Keys, ou bien que ces populations (américaines et finlandaises) sélectionnées a priori par Keys étaient particulières. C'est tout à fait évident pour la cohorte de Finlandais dont j'ai longuement parlé dans mon livre précédent. Attention à ne pas généraliser à d'autres populations, à d'autres époques, des données obtenues en Finlande dans les années 1960-1970 !

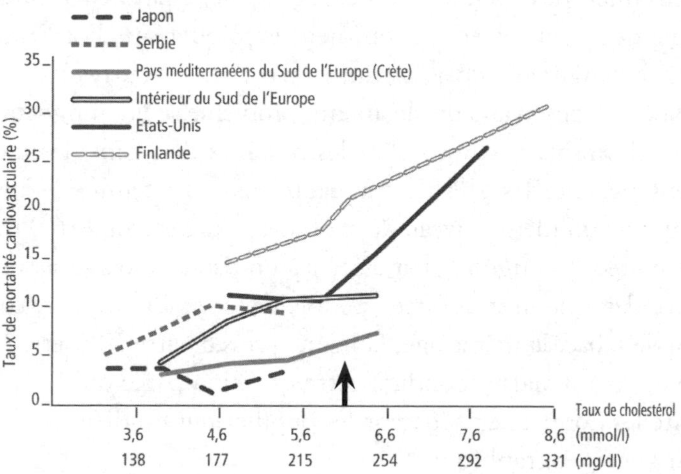

Outre l'interprétation biaisée des résultats (mais ça, c'est permis, après tout, chacun a le droit de défendre ses options), il y avait un autre problème dans cette étude. En dépit des moyens mis à la disposition de Keys et de l'aura dont bénéficie l'étude des sept pays – encore de nos jours –, nous devons admettre aujourd'hui que cette étude est biaisée du seul fait du choix des pays. En effet, si Keys avait sélectionné les pays par tirage au sort ou si, à la place de la Finlande, il avait retenu la France, la Suisse ou la Belgique – des pays dans lesquels les maladies cardiovasculaires étaient beaucoup moins répandues à ce moment-là, malgré une alimentation riche en graisses saturées et un taux de cholestérol élevé –, les résultats auraient été fondamentalement différents.

On le lui reprocha vertement à l'époque (bien que ce soit oublié aujourd'hui) et certains scientifiques rejetèrent l'étude des sept pays en disant qu'elle était biaisée du fait d'un choix arbitraire des populations étudiées. Quelle que soit ma très grande admiration pour Ancel Keys, je reconnais que cette critique est difficile à esquiver ! J'ai d'ailleurs la terrible impression que Ancel Keys s'est un peu moqué de nous.

L'examen des données de l'étude des sept pays ci-dessous soulève une question majeure : comment expliquer que la même substance soit dangereuse chez les uns et pas chez les autres ?

Nous avions d'ailleurs le même problème à Framingham où le cholestérol semblait toxique chez les hommes de moins de cinquante ans mais pas chez les plus de cinquante ans et les femmes. Comment expliquer qu'un même niveau de cholestérol (par exemple, 6,0 mmol/L [flèche noire sur la figure]) soit associé à un risque 4 fois supérieur chez les Finlandais que chez les Grecs, pour le même poids, la même consommation de tabac, le même âge, la même pression artérielle, etc. ?

Keys n'a jamais répondu à cette question parce qu'il n'a jamais présenté les données en séparant les populations étudiées en fonction de leur zone géographique.

Peut-être que, aveuglé par sa foi excessive dans la théorie du cholestérol, il n'a jamais souhaité que ces données soient interprétées de cette manière.

Il a fallu attendre la fin des années 1990 pour que, grâce à un de ses jeunes collaborateurs hollandais, Dean Kromhout, la communauté scientifique ait véritablement toutes ces données en main, c'est-à-dire les variations géographiques de la relation entre cholestérol et infarctus mortel. Malheureusement, le mal était fait. De 1975 à 1999, l'étude des sept pays fut une étude de référence pour confirmer la culpabilité du cholestérol, et le message de Keys devint parole d'Évangile : « *Le cholestérol et les aliments qui contribuent à son élévation – essentiellement les graisses saturées animales – sont responsables de l'infarctus.* »

Une autre erreur de Keys fut de se focaliser sur la mortalité cardiovasculaire au détriment des chiffres de la mortalité totale. Pourtant, ce qui nous intéresse le plus, ce n'est pas de savoir si en changeant d'alimentation nous pouvons échapper à une maladie cardiovasculaire, mais c'est de savoir si nous évitons les maladies (quelles qu'elles soient) qui raccourcissent l'espérance de vie.

En 1984, Keys s'est défendu de cette accusation en expliquant qu'il lui semblait « *logique de supposer que les mesures permettant de contrôler les facteurs de risque cardiovasculaire amélioreraient la longévité, au moins chez les Américains (c'est-à-dire les hommes) d'âge moyen chez lesquels les maladies cardiovasculaires sont la première cause de décès prématuré* ». Peut-être, mais les données s'accumulant, il devenait clair dès le début des années 1980 que, dans l'étude des sept pays, ces maladies ne contribuaient qu'à 30 % de l'ensemble des décès et que le taux de cholestérol n'avait aucun lien avec l'espérance de vie.

Après les dissimulations de Framingham et les contorsions de Keys, on peut être conduit à penser que la transparence n'étaient pas le point fort des investigateurs et épidémiologistes du siècle dernier.

LES BONS CÔTÉS DE L'ÉTUDE DES SEPT PAYS

L'étude des sept pays est une magnifique étude, unique en son genre pour plusieurs raisons : d'abord, la diversité des populations (Américains, Japonais, Grecs, etc.) ; ensuite, la taille des cohortes étudiées permettant de bonnes analyses statistiques, et enfin, la précision des habitudes alimentaires évaluées dans chaque pays.

Dans notre laboratoire de l'Inserm à Lyon, cette étude a toujours été une étude de référence, bien qu'étant une étude légendaire en faveur de la culpabilité du cholestérol, une idéologie que nous n'avons jamais partagée.

En fait, nous négligions cet aspect des conclusions de Keys au profit des informations nutritionnelles qu'elle nous apportait, notamment sur les populations méditerranéennes.

L'étude des sept pays est en effet la première étude scientifique à avoir clairement défini la diète des Méditerranéens et à présenter cette diète comme étant à l'origine de « l'immunité » dont bénéficient les Méditerranéens contre l'infarctus du myocarde.

Grâce à l'étude des sept pays, la communauté scientifique disposait enfin – croyait-elle – d'un argument solide pour affirmer que le cholestérol était la cause de l'infarctus.

Mais l'épidémiologie, aussi brillants que soient les investigateurs, ne permet pas de déterminer les causes des maladies.

Restait donc à voir ce qui se passe lorsque l'on mange moins de graisses saturées et que l'on diminue son cholestérol. Une relation de causalité entre cholestérol et infarctus ne peut être affirmée que grâce à un essai clinique (lire page 43).

CE FUT L'OBJET DE L'ÉTUDE MRFIT (*MULTIPLE RISK FACTOR INTERVENTION TRIAL*)

Lancée en 1973 et dirigée par Jeremiah Stamler de l'université Northwestern dans l'Illinois, cette étude gigantesque avait pour but de persuader les Américains qu'en arrêtant de fumer, en faisant baisser leur cholestérol et leur pression artérielle, ils diminueraient leur risque cardiovasculaire. C'était donc au départ un essai clinique, ce dont peu de personnes se souviennent aujourd'hui.

Les responsables de l'étude ont testé le cholestérol de 362 000 Américains d'âge moyen. Ils ont sélectionné environ 12 000 d'entre eux avec un cholestérol si élevé (autour de 3 grammes par litre) que les investigateurs les considéraient comme des « morts en sursis ». La suite montrera que cette vision des choses était très naïve. Ces 12 000 patients en soi-disant sursis ont été répartis dans deux groupes par tirage au sort. Les volontaires du premier groupe ont reçu le conseil de vivre, manger et prendre soin d'eux comme ils le désiraient. On a conseillé à ceux du deuxième groupe d'arrêter de fumer, de prendre le cas échéant des médicaments contre l'hypertension, et de suivre un régime pauvre en graisses et en cholestérol. Les deux groupes ont été suivis pendant sept ans, pour un coût total de 115 millions de dollars.

Les résultats ont été annoncés en 1982. Le 6 octobre, le *Wall Street Journal* résumait la situation par ce titre : « *Infarctus : une hypothèse s'écroule.* »

L'échec était en effet retentissant. Après sept années de suivi, il n'y avait aucune différence significative entre le groupe expérimental et le groupe témoin, malgré les efforts considérables des investigateurs pour changer les habitudes alimentaires et de tabac du groupe expérimental. En fait, les décès étaient même plus nombreux chez les hommes auxquels on avait conseillé d'arrêter de fumer, de suivre un régime anti-cholestérol, et de surveiller leur pression artérielle, comme si l'adoption d'un régime anti-cholestérol avait augmenté leur risque.

MRFIT, DEUXIÈME ACTE

Je ne vais pas essayer d'expliquer les raisons de cet échec, elles sont nombreuses. Il reste qu'un nombre considérable de personnes avait été impliqué dans les aspects initiaux de cette étude, notamment pour la phase de sélection. Ainsi, les investigateurs avaient dans leur dossier le taux de cholestérol, la tension artérielle, la consommation de tabac de plus de 360 000 hommes, jeunes (35 à 57 ans) et généralement blancs. Ils décidèrent de mettre à profit toutes ces données et de vérifier si ces paramètres pouvaient prédire la mortalité et la cause du décès dans cette population américaine. Ils analysèrent ainsi la relation entre cholestérol et décès. Ces résultats furent publiés en 1986 dans le *Lancet*.Je montre ci-contre le graphique le plus intéressant de cette publication.

Sans entrer dans les détails, concernant le paramètre mortalité cardiaque (*CHD Mortality*, courbe du bas), il est évident pour un observateur impartial que la relation entre la mortalité en ordonnée et le cholestérol en abscisse décrit une courbe proche de l'horizontale (jusqu'à 250 mg/dl, c'est-à-dire pour 90 % de la population étudiée) avec une montée à l'extrême droite donc, uniquement pour une très faible partie de la population étudiée, celle ayant un cholestérol supérieur à 250 mg/dl. Cela ressemble à une asymptote.

Cette figure montre aussi que le risque de mourir tout court (*Total mortality*, courbe du haut) est à peu près le même pour des taux de cholestérol de 150 mg/dl et de 250 mg/dl. Il suffit de tracer une droite horizontale à partir du premier point noir sur la gauche pour s'en rendre compte.

Cette observation, qui, rappelons-le, ne concerne que des hommes jeunes et blancs, a de quoi laisser perplexe quand on sait que près de 7 millions de Français (des deux sexes et de tous âges) prennent quotidiennement des médicaments pour abaisser leur cholestérol dans l'espoir d'améliorer leur espérance de vie.

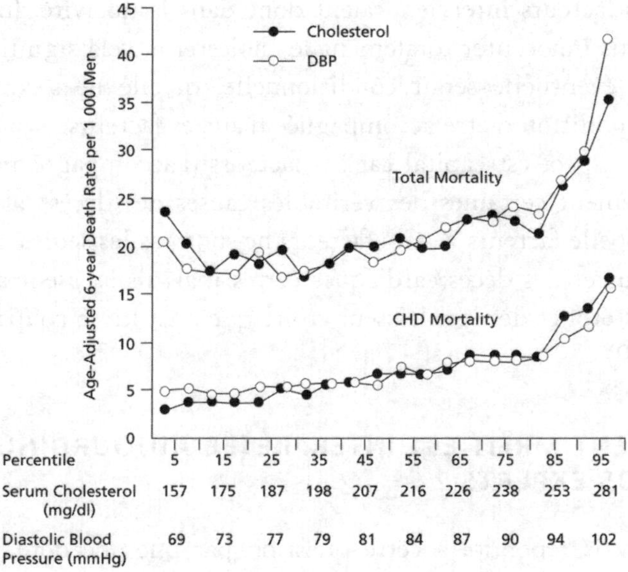

Ceci dit, même si l'association entre cholestérol et décès cardiaque est en général très faible (c'est-à-dire pour environ 90 % de la population), on peut accepter l'idée qu'il y en ait probablement une, au moins dans cette population particulière (anglo-saxonne, jeune et uniquement masculine) et certaines populations comparables, mais ce serait une terrible erreur de la généraliser à d'autres populations. Enfin, quand de jeunes analystes ont voulu vérifier si la relation observée dans MRFIT entre cholestérol et décès cardiaque était influencée par d'autres facteurs, ils eurent la surprise de constater que cette association était surtout décelable chez les fumeurs et presque absente chez les non-fumeurs.

C'est à nouveau une observation cruciale : de même que le fait de vivre comme des Japonais ou des Grecs protège de la nocivité supposée du cholestérol (comme l'étude des sept pays et de nombreuses autres études le suggèrent), voilà que celle-ci ne s'exprime chez ces Américains d'âge moyen qu'à la condition qu'ils fument !

D'autres facteurs interviendraient donc dans la nocivité du cholestérol. Sans innocenter totalement le cholestérol, cela signifie que sa nocivité éventuelle serait conditionnelle, qu'elle ne s'exprimerait qu'à la condition d'être accompagnée d'autres facteurs.

Cet aspect est capital car ces facteurs d'accompagnement sont probablement certaines des véritables causes des décès cardiaques. Je les appelle facteurs Z. Ces facteurs ne sont pas les seules causes de l'infarctus et des décès cardiaques certes mais ils agissent aussi sur le cholestérol et dès lors laissent croire que c'est lui le coupable (lire page 230).

COMMENT MRFIT EST INTERPRÉTÉE AUJOURD'HUI PAR NOS EXPERTS ?

Je vais répondre à cette question par une anecdote. MRFIT est la plus grande étude montrant les relations entre cholestérol et mortalité et c'est en la prenant comme référence indépassable qu'un de nos collègues lipidologistes parisiens, très attaché à l'idée de la culpabilité du cholestérol, écrivait récemment :

« *Les études épidémiologiques ont, de façon très cohérente et cela dans tous les pays et toutes les populations, montré qu'il existe un lien très fort entre le taux de cholestérol et... le risque de maladies cardiovasculaires.* »

Extrait de la revue professionnelle *Réalités Cardiologiques* (numéro 229, page 31)

Comme le montrent les études discutées ci-dessus, et bien d'autres études que notre expert veut ignorer, cette affirmation est totalement fausse. Mais il ne s'arrête pas à des affirmations contestables. En effet, dans le même article, il a pris la peine de reproduire à sa façon (voir ci-contre) la courbe de mortalité de MRFIT (dont j'ai reproduit l'exact original). Nous voyons avec surprise que la ligne presque horizontale de la figure originale est devenue une droite à presque 45 degrés.

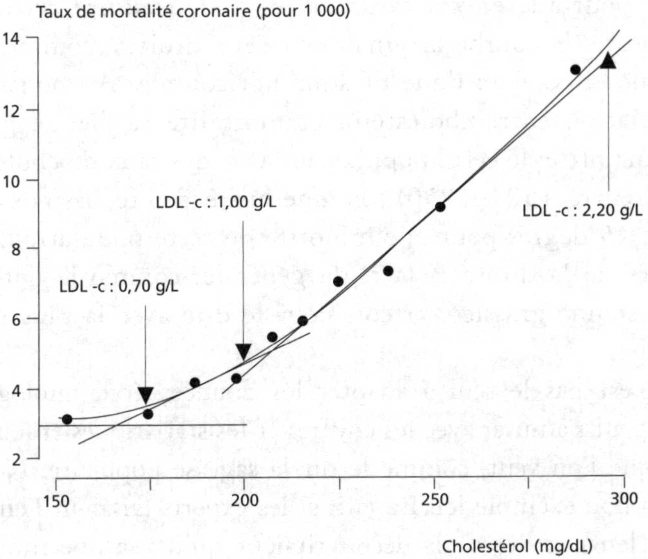

Il est important de rappeler la signification de la pente d'une droite illustrant l'association entre deux paramètres : plus la droite se rapproche de l'horizontale (qui elle-même figure l'absence d'association entre les deux paramètres) et moins l'association est forte. Inversement, plus la droite se verticalise et plus l'association est forte. La droite de notre expert parisien fait un angle important avec l'horizontale et suggère donc une forte association entre le cholestérol et la mortalité par infarctus.

Plus une association est forte et plus la probabilité d'une relation de cause à effet est élevée. « *Et voilà, Madame, pourquoi votre fille est muette !* », disait le bon docteur Diafoirus dans *Le Malade imaginaire* de Molière.

Sans assimiler le raisonnement de Diafoirus à cet expert, on peut penser que l'intention de ce dernier est d'essayer, en toute bonne foi, de démontrer une relation de causalité entre le cholestérol et le risque de mourir d'une crise cardiaque.

On pourrait, en caricaturant un peu, traduire cette sorte d'asymptote (la courbe originale) en deux droites, comme sur le graphique ci-contre : l'une presque horizontale, A, montrant la faible relation entre cholestérol et mortalité cardiaque pour la grande majorité de cette population (avec des taux de cholestérol compris entre 150 et 250) ; et une autre droite, B, faisant un angle de 45 degrés pour une minorité de cette population.

Faire de la droite B la règle générale, comme le fait notre expert, est une grossière erreur, pour le dire avec la plus grande courtoisie.

Il n'est pas le seul à adapter les données épidémiologiques. Chacun peut s'amuser avec les chiffres et les statistiques et leur faire dire ce que l'on veut, comme le dit la sagesse populaire. Nous en avons un bon exemple ici. En fait, si les experts faisaient l'effort de soulever leurs œillères, ils découvriraient qu'il y a une multitude d'autres études ne rapportant aucune relation entre cholestérol et risque cardiaque, en particulier dans les populations asiatiques, slaves et méditerranéennes.

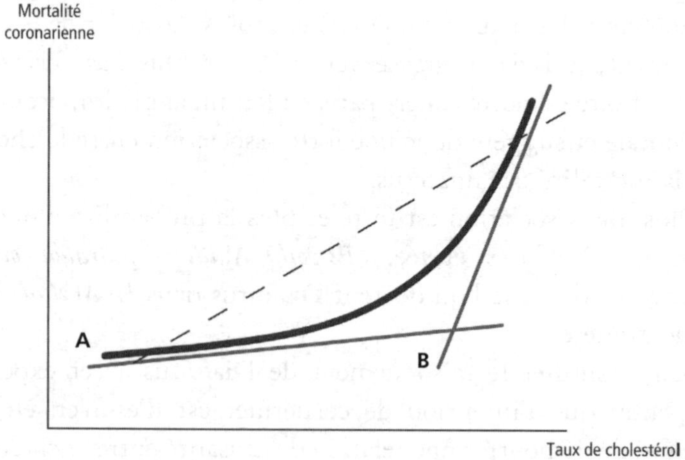

Une étude récente, Interheart, a beaucoup d'importance pour les nouvelles générations de chercheurs et de médecins, sans doute parce qu'elle est de leur époque. Je vais en dire quelques mots, bien qu'il soit certainement préférable de la laisser dormir sur une étagère, du fait de sa médiocrité.

POUR LES PROFESSIONNELS, QUELQUES MOTS SUR INTERHEART (2004)

À l'heure de la mondialisation des marchés et au moment où un vent de révolte semble se lever dans les pays riches contre les abus de l'industrie des médicaments, il était urgent d'ouvrir de nouvelles perspectives à l'industrie du cholestérol. À l'image des marchands de cigarettes, les marchands de médicaments vont regarder vers d'autres pays, vers de nouveaux marchés, l'Asie surtout, mais aussi l'Afrique. Pour ouvrir ces nouveaux marchés, il fallait démontrer qu'un Chinois, un Sénégalais ou un Indien est lui aussi victime de son cholestérol ; et donc, qu'il doit lui aussi et en toute urgence « soigner son cholestérol ». Comment faire ? La faiblesse du cholestérol comme facteur prédictif de l'infarctus est connue de longue date, au moins depuis Framingham. Des investigateurs ont proposé d'autres paramètres biologiques, comme l'apoprotéine B ou l'apoprotéine A1 ou leur ratio à la place du cholestérol, pour évaluer le risque d'infarctus (le fait que l'on n'ait pas cessé de chercher un substitut au cholestérol pour évaluer le risque d'infarctus montre combien ce paramètre est décevant). Ce sont ceux-là qui ont été retenus pour Interheart.

Puisque nous sommes occupés à traquer la propagande, les mensonges et la désinformation, Interheart est une étude particulièrement intéressante. Elle témoigne de la dégradation alarmante de l'esprit critique des scientifiques. La façon dont Interheart a été reçue par les communautés médicale et scientifique laisserait penser que plus personne n'a la tête sur les épaules ; ou bien que les connaisseurs (et je sais qu'il y en a encore quelques-uns en activité) ont baissé les bras devant cet afflux incessant de résultats prétendument scientifiques, et ont renoncé à dire tout le mal qu'ils en pensaient. Pourquoi suis-je aussi critique ? Voyons les faits.

Interheart est une étude qui présente de grandes qualités (un grand nombre de patients ont été recrutés dans plus de cinquante pays, notamment en Asie et en Afrique, des marchés prometteurs pour les médicaments américains) et de terribles faiblesses, notamment le fait que les investigateurs n'étaient pas totalement indépendants de sponsors industriels. Mais son défaut principal, c'est de comparer de façon ponctuelle des cas d'infarctus avec des témoins indemnes. Ce type d'étude est appelé « étude cas-témoin ». Contrairement aux études prospectives (MRFIT et étude des sept pays) où des individus généralement indemnes de maladies cardiovasculaires sont recrutés puis suivis pendant de nombreuses années (avec enregistrement de toutes les complications qui surviennent), Interheart n'a étudié que des patients survivants d'un infarctus et les a comparés à des témoins indemnes recrutés au même moment au même endroit. Il n'y a pas de suivi, c'est une comparaison ponctuelle.

Les études cas-témoin sont considérées comme les études épidémiologiques les plus sensibles aux malfaçons, donc les moins fiables. Mais il y a pire dans cette étude.

Pour démontrer à tout prix la culpabilité du cholestérol partout dans le monde (c'est l'un des objectifs prioritaires de l'étude), les investigateurs de Interheart n'utilisent pas le cholestérol, mais le rapport apoprotéine B sur apoprotéine A1 (B/A1), prétendant que ce rapport B/A1 est un équivalent du cholestérol. C'est faux. Si c'était vrai, pourquoi prendre ceux-là et pas le cholestérol ?

Les apoprotéines B et A1 – et surtout le rapport B/A1 – ne nous apportent pas du tout la même information que le cholestérol parce que l'apoprotéine B est présente dans toutes les lipoprotéines (contrairement au cholestérol) et notamment dans les lipoprotéines riches en triglycérides. Cette apoprotéine B capture donc, en plus du risque associé au cholestérol, le risque associé aux triglycérides qui en est indépendant, au moins en grande partie.

LES FAIBLESSES D'INTERHEART

Cette étude pose problème parce que ces patients survivants ne sont pas représentatifs de tous les patients qui présentent un infarctus, notamment de ceux qui en sont morts et qui ne sont pas là pour témoigner de ce qu'étaient leurs facteurs de risque avant de mourir, leur cholestérol, par exemple.

Dans l'étude Monica de l'OMS, publiée en 1999, le pourcentage de patients qui décèdent au moment d'un infarctus (le *case-fatality rate* des épidémiologistes) est d'environ 50 %, pouvant varier de 30 jusqu'à 70 %. Autrement dit, environ 50 % des cas d'infarctus (ce sont les cas les plus sévères puisqu'ils sont fatals) ne sont plus là pour témoigner dans une étude cas-témoin.

Pour dire les choses simplement, les analyses de Interheart sont très fragmentaires et n'apportent que des informations biaisées sur une éventuelle relation statistique entre le cholestérol (mesuré seulement chez les survivants) et l'infarctus, puisque seuls les survivants (qui sont probablement différents des décédés) sont analysés.

Au mieux, l'existence d'une association entre cholestérol et infarctus concernerait exclusivement les infarctus non mortels et ne pourrait être généralisée aux infarctus en général. Si une telle association existe, un statisticien psychorigide pourrait très bien dire que, puisque seuls les survivants sont analysés, cette association (indiquant que les infarctus ont un cholestérol plus élevé que les témoins) témoigne d'une protection du cholestérol contre l'infarctus fatal.

Bref, on peut tout dire et n'importe quoi avec ce type de données, avec ce type d'étude. Peut-être vaut-il mieux ne rien dire et laisser dormir Interheart.

L'augmentation des triglycérides est souvent associée à des modes de vie ou des caractéristiques physiologiques tels que la sédentarité, le surpoids ou l'obésité, la résistance à l'insuline, ou d'autres syndromes métaboliques, certaines formes d'hypertension et même le tabac. La plupart de ces facteurs n'ont rien à voir avec le cholestérol.

Le même raisonnement s'applique à l'apoprotéine A1. En conséquence, le ratio B/A1 apporte des informations sur le mode de vie. Il capture un risque beaucoup plus large que celui indiqué par le cholestérol.

Ainsi, et contrairement aux affirmations péremptoires des défenseurs de la théorie du cholestérol, Interheart n'apporte pas d'argument scientifique mettant en cause le cholestérol dans les maladies cardiovasculaires dans tous les pays et toutes les populations. Ce qui est très étonnant, c'est que personne ne le dise ! Ce qui est encore plus étonnant, c'est qu'on parle tellement de cholestérol à propos d'Interheart alors qu'il n'a apparemment même pas été mesuré.

Je redoute qu'en réalité ils n'aient effectivement bien mesuré le cholestérol, mais peut-être n'avaient-ils pas envie de faire connaître leurs résultats. Mensonge par omission ?

CHAPITRE 2

APRÈS L'OBSERVATION, LES EXPÉRIENCES

IL Y A EU LE TEMPS DES EXPÉRIENCES SUR LES ANIMAUX. Puis, le temps des études épidémiologiques où l'on se contente d'observer les populations sans intervenir. Puis est venu le temps des expériences sur les humains. À peu près à la même époque que MRFIT, d'autres études d'intervention nutritionnelle ont été lancées dont le but était de vérifier que l'on pouvait empêcher l'infarctus en diminuant le cholestérol.

Les investigateurs étaient absolument certains qu'ils parviendraient à confirmer qu'en diminuant le cholestérol, ils obtiendraient de façon automatique une diminution des crises cardiaques et que cette diminution serait proportionnelle à la réduction du cholestérol.

PREMIÈRES TENTATIVES

La stratégie nutritionnelle anti-cholestérol utilisée dans les premiers essais se voulait simple, réalisable par des familles moyennes, mais également « intéressante » (au sens commercial du terme) pour les sponsors invités à financer ces essais.

Pour baisser le cholestérol sanguin, on voulait que les patients modifient leur alimentation en diminuant leurs apports en graisses animales (saturées) et en augmentant leurs apports en graisses végétales (non saturées).

Les industriels de l'agroalimentaire, qui sponsorisaient les chercheurs, n'avaient pas de compétence en recherche clinique et ne se mêlaient pas de la conduite des essais. Ils se contentaient de financer. Les universitaires et les médecins, c'est-à-dire les « investigateurs », étaient les seuls maîtres à bord.

Ces essais étaient peu coûteux et relativement faciles à conduire car ils étaient de petite dimension : un seul centre clinique assumait tout le travail. Les risques d'erreurs ou de biais dans ces essais simples étaient donc faibles.

L'ÉTUDE DE LOS ANGELES

Si je laisse de côté le *Anti-Coronary Club Trial*, un essai de médiocre qualité (la recherche clinique balbutiait) conduit à New York dans les années 1950, le premier essai sérieux visant à réduire le risque de crise cardiaque en diminuant le cholestérol par un changement de régime fut le *Los Angeles Diet Trial* (l'étude de Los Angeles). Il fut publié en 1969 dans *Circulation*, la revue officielle de l'*American Heart Association* qui lui consacra un numéro entier. L'organisation de l'essai et les résultats sont décrits de manière très détaillée.

La qualité technique de l'essai était acceptable, comme on peut le constater sur le rapport de Seymour Dayton, le principal investigateur : les nombres de patients – des vétérans de la Seconde Guerre mondiale tirés au sort – étaient quasi égaux dans le groupe témoin (422) et le groupe expérimental (424). Il n'existait aucune différence entre les deux groupes concernant les paramètres mesurés au départ. La seule différence était leur façon de manger. Autrement dit, si on enregistrait pendant les cinq ans de suivi une différence dans la fréquence des infarctus, celle-ci ne pourrait être attribuée qu'à des différences nutritionnelles, ou à la diminution du cholestérol.

Quelle était la différence de régime entre les deux groupes ? La quantité totale de graisses consommées était la même, mais pas leur qualité. Ainsi, dans le groupe expérimental, la proportion de graisses animales (viandes et produits laitiers) était diminuée et celle de graisses végétales (essentiellement à base de soja et maïs) augmentée par rapport à celles du groupe témoin. Sur le plan biologique, on notait une diminution de 13 % en moyenne du cholestérol sanguin et une augmentation très importante de l'acide linoléïque (appartenant à la famille des oméga-6) et de l'acide alpha-linolénique (appartenant à la famille des fameux oméga-3), deux acides gras essentiels présents dans l'huile de soja.

MOINS DE CHOLESTÉROL... MAIS PLUS DE KILOS ET PLUS DE CANCERS !

Quelles furent les conséquences cliniques de cette diminution du cholestérol (ou de ces modifications des acides gras) ? On enregistra moins de morts subites et moins d'infarctus du myocarde dans le groupe expérimental où le cholestérol avait diminué et les acides gras oméga-3 et oméga-6 avaient augmenté. Cependant, les différences entre les deux groupes n'étaient pas significatives. La mortalité totale était identique dans les deux groupes (121 et 126 décès) et on observait beaucoup plus de cancers dans le groupe expérimental (57 contre 35).

Enfin, le poids corporel moyen mesuré à la fin de l'essai était notablement supérieur dans le groupe expérimental (alors qu'il était le même dans les deux groupes au départ), suggérant que ce régime riche en oméga-6 et pauvre en graisses saturées faisait grossir !

Du point de vue de Dayton et des autres investigateurs et sponsors, les résultats de cet essai étaient très décevants, pour ne pas dire catastrophiques, notamment en termes de mortalité. Sur le coup, les données sur les cancers passèrent inaperçues et ce n'est qu'en 1971 qu'elles furent clairement décrites dans un article du *Lancet* (figure page suivante).

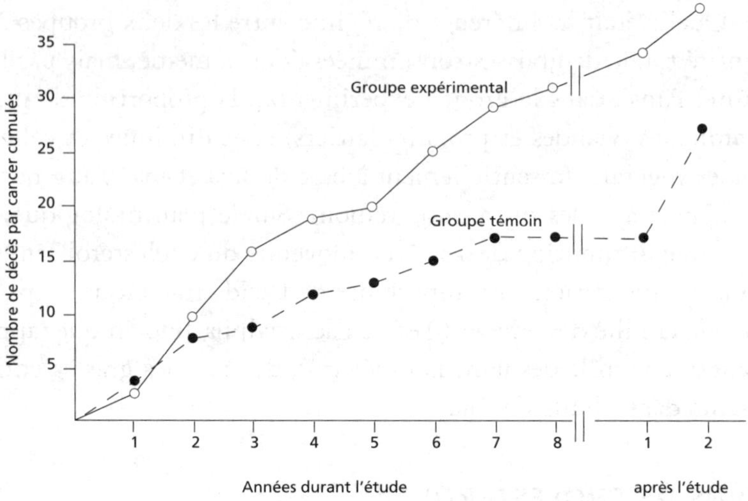

Cet effet sur les cancers et surtout l'absence d'effet sur la mortalité posait de graves questions à tous les investigateurs de l'époque. Quel intérêt pouvait-il y avoir à se protéger (même si peu) des attaques cardiaques si on ne gagnait rien en espérance de vie ?

Mourir guéri est une perspective peu enthousiasmante surtout si, pour ce résultat, il faut faire des efforts considérables et adopter une vie de restriction bien peu confortable pour des gens d'un certain âge généralement satisfaits de leur mode de vie, comme c'était le cas, à l'époque, de la majorité des Américains.

Cet essai donna lieu à de nombreux débats. Parmi les questions qui émergeaient, outre la validité de l'essai et la nécessité d'avoir une confirmation par d'autres essais, il y avait l'interrogation concernant l'ampleur de la diminution du cholestérol : avec 13 % de diminution, on avait un peu moins de complications cardiovasculaires, certes, mais que se passerait-il si on diminuait encore plus le cholestérol ? Obtiendrait-on encore moins de décès cardiaques et encore plus de cancers ?

D'autres disaient que le cholestérol n'avait probablement rien à voir avec ces résultats et que c'était la globalité du régime expérimental testé dans l'essai qui posait problème. Pour certains experts, la petite diminution du risque cardiaque était due à l'augmentation des oméga-3 végétaux (l'acide alpha-linolénique présent dans le soja) et l'augmentation des cancers était due aux acides gras oméga-6.

Le cholestérol ne jouait aucun rôle dans tout ça. C'est un point fondamental qui, hélas, a été occulté par les défenseurs de la théorie du cholestérol.

D'autres enfin disaient qu'il fallait traiter les sujets plus tôt dans l'existence (quand ils sont encore indemnes) car la relative inefficacité du régime de Dayton trouvait certainement son origine dans le fait que les patients recrutés étaient déjà trop gravement malades ou trop âgés.

LES ESSAIS NUTRITIONNELS EN MILIEU PSYCHIATRIQUE (1970-1989)

D'autres essais nutritionnels furent organisés, mais cette fois-ci dans des hôpitaux psychiatriques. Chez les investigateurs de cette époque, c'était une sorte d'habitude de mener des expériences avec des malades mentaux hospitalisés, notamment des schizophrènes.

Ces malades mentaux n'étaient pas ceux d'aujourd'hui. En l'absence de puissants médicaments calmants autorisant une vie quotidienne à peu près normale (comme actuellement), leur enfermement constituait la solution la plus pratique. Des régimes anti-cholestérol, mais aussi des régimes qui augmentaient le cholestérol, furent testés chez eux pour la simple raison que, très encadrés en milieu hospitalier, ils mangeaient ce qu'on leur donnait de façon très disciplinée. D'autres investigateurs ont travaillé avec des nonnes, parfois avec des prisonniers qui sont aussi généralement bien encadrés, mais malheureusement pas forcément disciplinés !

Ce type d'étude menée sur des personnes présentant des graves troubles psychiatriques est irréalisable aujourd'hui puisque l'on doit obtenir le consentement éclairé de tous les patients participant à des essais.

Plusieurs groupes de chercheurs mirent donc en place, en Finlande et aux États-Unis, des essais cliniques visant à tester si, grâce à des régimes, la réduction du cholestérol avait des effets protecteurs contre l'infarctus. Ces investigateurs profitèrent de la structure pavillonnaire des hôpitaux psychiatriques pour appliquer, sans tirage au sort individuel, leurs régimes anti-cholestérol.

Par exemple, pendant deux ans, tous les patients du pavillon A mangent des repas finlandais traditionnels très riches en graisses animales saturées, tandis que tous les patients du pavillon B sont mis au régime anti-cholestérol pauvre en graisses saturées mais riche en graisses végétales non saturées. Après deux ans d'organisation de ce type, on demande aux cuisines de l'hôpital d'inverser : les patients du pavillon A sont mis au régime anti-cholestérol et ceux du pavillon B retrouvent les plats finlandais traditionnels.

Au bout de quatre ans, on fait les comptes en regardant si, pendant les périodes avec un régime anti-cholestérol, il y a eu moins de crises cardiaques.

MÉTHODES DOUTEUSES...

Inutile d'expliquer que ces protocoles sont sévèrement biaisés scientifiquement et que les résultats de ces essais doivent donc être interprétés avec la plus grande prudence. Lorsque l'on met en place un essai clinique, un principe de base est de procéder avant toute chose à un tirage au sort individuel afin de s'assurer que les groupes comparés sont bien homogènes et identiques.

Il faut savoir par ailleurs qu'en cardiologie préventive, on a besoin d'un minimum de collaboration des patients pour pouvoir établir les diagnostics d'infarctus ou de toutes autres complications.

Par exemple, on attend des volontaires qu'ils avertissent les soignants en cas de douleur thoracique, qu'ils décrivent cette douleur afin que l'on procède aux examens paracliniques (électrocardiogramme et prise de sang) aux moments optimaux pour poser le diagnostic d'infarctus.

C'est certainement un peu trop demander à des patients traités avec des fortes doses de neuroleptiques ! Déclarer qu'un patient est décédé d'un infarctus nécessite d'avoir quelques éléments cliniques suggérant qu'il a vraiment eu un infarctus.

Les résultats de ces essais ont évidemment laissé une impression de malaise qui n'a jamais été effacée. Ils suscitèrent de nombreuses interrogations.

Dans un premier temps, les études dans les hôpitaux psychiatriques d'Helsinki en Finlande montrèrent des résultats favorables, notamment en termes de survie, mais uniquement chez les hommes, ce qui fut la cause d'une première controverse.

Si le cholestérol est vraiment le coupable et si les réductions du cholestérol sont comparables dans les deux sexes, pourquoi les femmes ne seraient-elles pas protégées ?

La deuxième controverse suivit la publication (tardive) d'un essai comparable mené dans des hôpitaux psychiatriques américains (*Minnesota Coronary Survey*). Le maître d'œuvre de l'essai était un jeune disciple d'Ancel Keys, défenseur presque fanatique de la théorie du cholestérol. Réalisé avec près de 10 000 patients, cet essai montrait une diminution de plus de 15 % du cholestérol sur cinq ans, sans aucune différence de mortalité entre les groupes (269 décès dans le groupe expérimental et 251 dans le groupe témoin). Les nombres de décès qualifiés de cardiaques étaient semblables dans les deux groupes (131 et 121).

Les résultats très décevants, d'abord officieusement discutés entre collègues, ne furent officiellement publiés qu'en 1989, soit seize ans après la fin de l'essai, laissant penser que les investigateurs ne voulaient pas décevoir leurs sponsors et porter préjudice à un marché des huiles végétales en pleine expansion à ce moment-là. Sans préjuger de l'intention réelle des auteurs, on peut parler de biais de sélection ou, alternativement, de mensonge par omission.

Je pense que ces essais conduits en hôpitaux psychiatriques, quoique très souvent cités par les défenseurs de la théorie du cholestérol (évidemment, ils ne citent que l'étude des hôpitaux finlandais et oublient l'étude américaine pourtant mieux conduite), sont très contradictoires et doivent être laissés de côté. Il fallait en parler, ne serait-ce que pour montrer leur faiblesse intrinsèque (pas de tirage au sort individuel) et aussi les tentatives de dissimulation des résultats des essais décevants.

DERNIÈRES TENTATIVES SUR LE CHOLESTÉROL PAR LA NUTRITION

Les derniers essais nutritionnels (parmi ceux que l'on connaît) visant à diminuer le cholestérol ont été menés dans les années 1960-1970. Ils avaient été initiés avant la publication de l'étude de Los Angeles et les investigateurs en ignoraient alors les résultats décevants. Les lecteurs vont vite comprendre pourquoi ces essais furent les derniers.

Les investigateurs ont recruté des patients qui avaient survécu à une crise cardiaque, et qui présentaient donc un risque élevé de faire une nouvelle attaque. On parle dans ces cas de prévention secondaire, par opposition à la prévention primaire où les patients sont indemnes de toute crise cardiaque au moment où on commence l'essai (comme avec le *Los Angeles Trial*).

Du fait de la fréquence de nouvelle crise cardiaque, les échantillons nécessaires pour tester l'hypothèse d'une réduction de risque de récidive sont relativement petits, quelques centaines de patients par groupes. Mais, attention ! Un essai de petite taille n'est pas synonyme de moindre importance de ses résultats. La notion de

« grands » ou « petits » essais n'a pas de sens en recherche médicale puisque la taille de l'échantillon n'est pas la conséquence d'un choix arbitraire, mais le résultat de calculs statistiques. Autrement dit, la taille de l'échantillon est suffisante, en principe, pour vérifier l'hypothèse testée. Cette remarque est très importante car on entend parfois des commentateurs prétendre qu'une étude est plus importante qu'une autre parce qu'elle a impliqué un plus grand nombre de patients. C'est faux.

Trois essais, initiés dans les années 1960, méritent notre attention :

- l'étude d'Oslo (résultats publiés en 1970) ;
- l'étude de Londres en 1968 ;
- l'étude de Sydney en 1978.

Ce dernier a donc été publié avec beaucoup de retard puisque l'essai fut démarré à la même période que les deux autres. Pour justifier ce retard, les auteurs ne fournirent pas d'autre explication que leur découragement. C'est une autre forme de mensonge par omission, ou de biais de sélection, car cela témoigne d'un faible souci d'informer la communauté médicale de l'échec d'un essai, une information tout aussi importante qu'un succès pour ceux qui doivent faire des choix thérapeutiques quotidiens avec leurs patients. Sans doute qu'un sponsor déçu préférait le silence pour ne pas perturber le marché d'un aliment anti-cholestérol quelconque.

À l'époque, le législateur n'exigeait pas que les résultats des essais cliniques soient publiés aussitôt l'essai terminé, comme c'est le cas aujourd'hui.

Les populations concernées étaient dans l'ordre de 412, 393 et 458 hommes jeunes (moins de 65 ans), et les régimes testés étaient tous basés sur le même principe : diminution drastique des graisses saturées d'origine animale, remplacées par des graisses non saturées végétales (maïs ou soja).

DES RÉSULTATS FRANCHEMENT DÉCOURAGEANTS

Les réductions du cholestérol obtenues dans les groupes expérimentaux étaient très satisfaisantes et variaient autour de 15-20 % dans les trois essais. Presque autant que ce que l'on obtient avec certains médicaments. Malheureusement, là encore, les résultats ne furent pas à la hauteur des espérances. Dans l'étude d'Oslo, souvent – et paradoxalement – commentée comme étant la confirmation de la culpabilité du cholestérol, les nombres de décès étaient de 101 et 108 dans les deux groupes, donc pas de différence significative. On retrouve ici la même mauvaise foi – ou la même subjectivité – déjà enregistrée dans les études épidémiologiques : les résultats ne sont pas favorables à l'hypothèse mais on conclut quand même, transitoirement, que l'on est content ! Mensonge ?

Dans l'étude de Londres, les chiffres de la mortalité totale ne sont pas rapportés, mais la mortalité cardiaque était absolument identique dans les deux groupes et représentait 3,5 décès par an pour 100 patients dans le groupe expérimental et 3,2 dans le groupe témoin.

Enfin, dans l'étude de Sydney, les chiffres étaient respectivement de 3,3 dans le groupe expérimental et de 2,4 dans le groupe témoin, une différence significative indiquant une augmentation de la mortalité dans le groupe qui suivait le régime anti-cholestérol. On comprend pourquoi les auteurs étaient découragés et pourquoi ce dernier essai n'est jamais cité par les experts.

Les résultats de ces études, égrenés au fil des années et généralement oubliés par les défenseurs de la théorie du cholestérol, laissèrent les médias généralistes assez indifférents. Toutefois, ce silence et cette passivité éditoriale doivent être replacés dans le contexte de l'époque. En effet, il y avait déjà dans les années 1970 une asymétrie extraordinaire entre la réalité des données scientifiques disponibles et la propagande anti-cholestérol. Autrement dit, on faisait comme si les données scientifiques étaient probantes (et indiscutables) pour se permettre d'ignorer les résultats des essais qui disaient le contraire.

À titre d'exemple, on pouvait lire, sous la plume de certains experts du cholestérol – je ne les nommerai pas par courtoisie –, que seuls les essais positifs (favorables à l'hypothèse testée) devaient être retenus par les scientifiques. Les essais négatifs devaient être classés dans la catégorie « ratage expérimental », de mauvaises expériences conduites par de mauvais expérimentateurs... Avec de tels experts, la science est toujours gagnante et ne se trompe jamais ! L'histoire du cholestérol sur les cinquante dernières années est parsemée de telles idioties.

Pendant ce temps, d'autres scientifiques un peu plus sérieux s'efforçaient d'expliquer les résultats décevants des essais nutritionnels menés sur des patients à haut risque (en prévention secondaire). Pour les uns, le choix des patients recrutés était en cause : ils étaient trop malades, il aurait fallu faire de la prévention chez des sujets encore indemnes. Pour les autres, la diminution du cholestérol avait été insuffisante et désormais, il faudrait utiliser des médicaments.

On aurait évidemment pu présenter les choses de façon très différente, en disant, par exemple, que ça ne servait à rien de diminuer le cholestérol. Cet argumentaire était facile à développer, comme je le montre maintenant, il suffisait de citer les chiffres sans « oublier » ceux qui ne faisaient pas plaisir. D'ailleurs, certains le firent et il y en eut beaucoup (le Pr Apfelbaum en France, Pr Oliver au Royaume-Uni), mais ils ne furent pas entendus. Ce qui est sûr, c'est que la plupart des investigateurs de l'époque étaient extrêmement découragés et disparurent rapidement de la scène.

Le temps des médicaments anti-cholestérol était venu, et avec eux, de nouveaux investigateurs et de nouveaux sponsors.

L'industrie pharmaceutique allait prendre le relais de l'agrobusiness. C'était une autre affaire car, dans ses valises, cette industrie apportait des docteurs en médecine, c'est-à-dire des gens qui allaient prendre en main, à pleines mains, la recherche clinique.

CHAPITRE 3

ARRIVÉE DES PREMIERS MÉDICAMENTS ANTI-CHOLESTÉROL

LES PREMIERS ESSAIS AVEC DES MÉDICAMENTS anti-cholestérol datent des années 1980. Deux classes de médicaments sont alors proposées :

- les fibrates : des médicaments qui bloquent la synthèse de cholestérol et augmentent sa dégradation. Le chef de file était le célèbre clofibrate ;
- les résines : elles réduisent l'absorption du cholestérol dans le tube digestif, la plus connue étant la cholestyramine.

Ces médicaments sont aujourd'hui abandonnés (sauf cas exceptionnel) au profit des nouveaux fibrates – le plus connu en France est le Lypanthyl – et surtout des statines.

Place d'abord au clofibrate et à la cholestyramine. Les essais testant ces médicaments furent des échecs, malgré des effets non négligeables sur le cholestérol sanguin et sur les autres lipides. En effet, en plus de diminuer le « mauvais » cholestérol LDL du sang, les fibrates diminuent les triglycérides et augmentent le « bon » cholestérol HDL, ce qui aurait dû parachever l'effet protecteur de la diminution du cholestérol. La cholestyramine, elle, a un effet plus complexe puisqu'elle augmente un peu les triglycérides et augmente le « bon » cholestérol HDL en plus de diminuer le « méchant » cholestérol LDL.

NOUVELLES DÉCEPTIONS

Le premier essai avec le clofibrate a été publié en 1978 dans le *British Heart Journal*. Cet essai, organisé par l'OMS en prévention primaire, était très ambitieux et incluait près de 10 000 personnes suivies pendant cinq ans dans de nombreux pays. Au grand désespoir des investigateurs, la réduction du cholestérol n'atteignait pas 10 % (donc moins qu'avec les régimes) et on n'observa pas d'effet significatif sur la mortalité cardiaque. Pire, il y avait une claire surmortalité totale avec 124 décès dans le groupe « clofibrate » contre seulement 86 dans le groupe témoin.

La surmortalité fut attribuée à un effet du Dr Hasard et pas au médicament. La mauvaise foi des investigateurs est évidente car s'il y avait eu le moindre effet bénéfique, il aurait été attribué au médicament et pas au hasard. Les effets indésirables du clofibrate furent confirmés dans des études ultérieures.

En dépit de ces états de service calamiteux, non seulement le clofibrate devait obtenir une autorisation de mise sur le marché en France au début des années 1970, mais il n'en fut retiré qu'en 1990. Depuis longtemps, plus aucun médecin ne le prescrivait, sauf exception rarissime.

Le deuxième essai, avec la cholestyramine, fut publié en 1984 dans le *Journal of the American Medical Association*. Il incluait environ 2 000 hommes vivant dans la région d'Helsinki en Finlande avec un cholestérol très élevé. Les patients tirés au sort dans le groupe expérimental recevaient 24 g de cholestyramine, c'est-à-dire une dose considérable. Le suivi fut de sept ans. On enregistra 38 décès cardiaques dans le groupe témoin contre 30 dans le groupe traité et aucune différence concernant la mortalité totale qui était respectivement de 68 et 71 décès. Nouvel échec !

Le troisième essai fut également conduit en Finlande, publié en 1987 dans le *New England Journal of Medicine*, et concernait encore un fibrate, le gemfibrozil. À nouveau, 2 000 hommes en bonne santé avec un cholestérol élevé furent tirés au sort. Les résultats furent à nouveau décevants, sans aucun effet sur la mortalité (45 et 42 décès dans chacun des groupes).

Ces essais laissèrent les défenseurs de la théorie du cholestérol dans l'expectative pour les moins fanatiques, la stupeur pour les autres. L'échec était patent : les médicaments anti-cholestérol aussi avaient échoué. Le fait d'inclure dans les essais des patients non malades (prévention primaire) ne s'était pas avéré plus efficace, comme on l'avait espéré à la suite des échecs des précédents essais nutritionnels en prévention secondaire – les experts des statines s'en souviendront et reviendront à la prévention secondaire.

À la fin des années 1980, un silence de plomb régnait dans le monde du cholestérol.

Décidément, rien ne marchait, c'était désespérant ! Après les échecs des essais nutritionnels et de ces essais avec des médicaments, de façon générale chez les experts, le cœur n'y était plus. Quelques « résistants », notamment en France, essayèrent de faire croire que ces essais avaient contribué à renforcer la théorie du cholestérol, certains prétendirent aussi que la diminution du cholestérol n'avait pas été suffisante. Ceci étant, on a continué à enseigner dans les écoles de diététique qu'il fallait impérativement baisser le cholestérol, et par tous les moyens. Dans les écoles de médecine, on ne disait rien, le cholestérol était ignoré.

PENDANT CE TEMPS, DU CÔTÉ DES CARDIOLOGUES...

À cette époque, le cholestérol était donc le dernier des soucis des cardiologues. Ils accueillirent les résultats de tous ces essais dans l'indifférence. Pourquoi ? Parce que la cardiologie moderne venait de faire, en ces années 1980, des progrès décisifs dans la compréhension et le traitement des maladies des artères coronaires. Et cela n'avait rien à voir avec le cholestérol !

J'étais alors cardiologue à l'hôpital universitaire de Genève, où j'ai travaillé près de huit ans comme clinicien, et j'ai vécu intensément ces événements. C'est en effet à cette époque que nous avons compris que l'infarctus du myocarde était le résultat de la formation d'un caillot de sang dans une artère coronaire, découverte qui allait bouleverser la cardiologie. Ce sont les plaquettes sanguines qui initient la formation du caillot et les cardiologues découvrirent avec surprise que l'aspirine (qui diminue la réactivité des plaquettes) était un médicament très efficace pour empêcher l'infarctus. Le cholestérol ne jouant aucun rôle dans la formation du caillot et la biologie des plaquettes, les cardiologues ne s'intéressaient donc pas aux recherches sur le cholestérol.

Ils découvrirent ensuite qu'il était possible de déboucher en urgence une artère coronaire obstruée par un caillot avec un médicament appelé « streptokinase » capable de le détruire. Une nouvelle ère commençait pour la cardiologie.

Premièrement, on disposait enfin d'un médicament efficace pour empêcher la formation des caillots. Ce médicament, l'aspirine, était déjà utilisé par la population et ne nécessitait donc aucune recherche approfondie. Il y eut alors un enthousiasme presque enfantin pour l'aspirine, certains allant jusqu'à prétendre qu'il fallait mettre de l'aspirine dans l'eau de boisson pour prévenir l'infarctus dans l'ensemble de la population. On déchanta vite lorsque l'on comprit tous les problèmes, notamment digestifs (ulcère de l'estomac), posés par l'aspirine. Néanmoins, aujourd'hui encore, l'aspirine est donnée systématiquement, quoiqu'à très faibles doses, à tous les patients qui présentent un risque d'infarctus ou d'accident vasculaire cérébral.

Deuxièmement, puisqu'il était possible de déboucher les artères en urgence, les cardiologues allaient progressivement devenir des urgentistes, c'est-à-dire des médecins qui interviennent activement à la phase aiguë de l'infarctus.

SOULAGER... ET SOIGNER

Pour bien comprendre cette évolution, il faut aussi rappeler la deuxième révolution que va vivre la cardiologie à la même époque. Ce progrès décisif est la mise au point de l'angioplastie coronaire, une technique qui consiste à déboucher les artères du cœur, le patient étant totalement conscient, en glissant un ballonnet dans l'artère jusqu'au niveau où elle est bouchée. Cette technique est aujourd'hui pratiquée dans tous les hôpitaux où exerce un cardiologue spécialisé. Une fois le ballonnet positionné, on le gonfle et on fait littéralement exploser la lésion qui bouche l'artère. Le résultat est obtenu en quelques minutes !

On est obligé d'utiliser de très fortes pressions dans le ballonnet parce que les lésions d'athérosclérose sont dures et compactes. La seule façon de s'en débarrasser, c'est d'abord de la dilacérer en l'explosant, puis de l'écraser contre les parois. Les cardiologues savent bien depuis lors que la partie lipidique des lésions d'athérosclérose, qui contient du cholestérol, ne bouche pas l'artère. C'est la partie « sclérose », donc fibreuse de la lésion, qui bouche l'artère ; celle-ci constitue environ 70 % de la totalité de la masse obstructive et ne contient pas de cholestérol. Le cholestérol ne joue aucun rôle dans la formation de la partie fibreuse et rigide de l'athérosclérose.

Pourquoi l'angioplastie a-t-elle été une révolution en cardiologie ? Parce que jusque-là, les médecins ne pouvaient que soulager leurs patients avec des médicaments, mais pas les soigner !

Pour faire simple, la maladie des coronaires s'exprime de deux façons : soit de façon aiguë, c'est l'infarctus dû à la formation d'un caillot (et dans 50 % des cas, il est mortel) ; soit de façon chronique sous forme d'un syndrome douloureux thoracique appelé angine de poitrine. L'essentiel du métier de cardiologue, concernant la maladie des coronaires dans la phase chronique, consistait à identifier la douleur thoracique comme étant bien de l'angine de poitrine, puis à prescrire des médicaments pour soulager le patient de ses douleurs. La maladie des coronaires est en effet une maladie très douloureuse ! La phase aiguë de l'infarctus est une des seules circonstances en médecine où l'on utilise la morphine sans aucune restriction. Pour la phase chronique d'angine de poitrine, une multitude de médicaments antidouleur ont été utilisés, les plus célèbres étant la trinitrine et les bêtabloqueurs.

La révolution, c'est qu'aujourd'hui, à la moindre douleur thoracique suspecte d'être de l'angine de poitrine, les cardiologues font des examens pour vérifier s'il y a une lésion sur une artère coronaire. Si c'est le cas, ils font une angioplastie qui, en quelques minutes, guérit le patient de son angine de poitrine. En conséquence, les médicaments antiangineux sont devenus inutiles, sauf cas particulier.

Il faut avoir vécu les deux époques, avant et après l'angioplastie, pour comprendre l'extraordinaire progrès thérapeutique qu'a été l'angioplastie.

Aujourd'hui, la majorité des cardiologues font aussi des angioplasties en urgence, au moment de la phase aiguë de l'infarctus, alors qu'autrefois, l'infarctus était traité passivement, c'est-à-dire qu'on essayait d'éviter les complications mais on ne cherchait pas à déboucher l'artère, en enlevant le caillot qui la bouche.

Travaillant à cette époque-là à l'hôpital universitaire de Genève, un des meilleurs hôpitaux du monde, j'ai intensément vécu les deux révolutions médicales que sont la compréhension du rôle des caillots (et de l'aspirine) dans l'infarctus et l'angioplastie.

En effet, à la fin des années 1970, j'avais obtenu de la Fondation suisse de cardiologie, un important crédit de recherche pour étudier les plaquettes sanguines dans la maladie coronarienne. J'ai donc vécu jour après jour les étapes successives de la découverte du rôle des plaquettes et du caillot dans l'infarctus.

D'autre part, c'est en Suisse, à Zurich et à Genève où je travaillais entre 1976 et 1984, que l'angioplastie a été mise au point. Le centre de cardiologie de Genève a en effet joué un rôle primordial de validation de ces techniques.

On peut comprendre que, dans ce contexte absolument révolutionnaire de la cardiologie des années 1975-1985, les déconvenues des défenseurs de la théorie du cholestérol nous laissaient totalement indifférents. Ce qui est étonnant c'est que, connaissant le rôle négligeable du cholestérol dans les syndromes coronariens aigus et chroniques, les cardiologues soient devenus des partisans fanatiques des traitements anti-cholestérol. Qu'est-ce qui les a fait changer d'idée ?

Deux choses. La première, l'idée que la transition de maladie chronique (relativement bénigne) en maladie aiguë (l'infarctus) est de la responsabilité du cholestérol. Or c'est faux. Si certains lipides jouent certainement un rôle dans cette transition maligne de la maladie, le cholestérol, lui, est innocent (nous verrons cela dans la cinquième partie).

Mais, ce sont surtout les essais cliniques avec les statines (et l'intense marketing qui les accompagne) qui vont « obliger » les cardiologues à s'intéresser au cholestérol. Ce sera l'objet de la troisième partie de ce livre.

Revenons aux années 1980 et à l'indifférence des cardiologues pour le cholestérol. Cette indifférence fut encore augmentée par la publication à la même époque de deux études nutritionnelles qui, au grand désespoir des défenseurs de la théorie du cholestérol, n'allaient pas du tout dans le sens de leur théorie : ce sont la seconde étude d'Oslo et l'essai DART que je vais présenter au chapitre suivant.

CHAPITRE 4

OSLO-2 ET DART : DEUX ESSAIS QUI DÉRANGENT

POUR MONTRER L'INNOCENCE DU CHOLESTÉROL, IL NE SUFFIT PAS de rappeler que tous les essais visant à diminuer le cholestérol ont été des échecs. On peut très bien me dire : si ce n'est pas le cholestérol, c'est quoi ? Et si je propose des explications alternatives (nutritionnelles, par exemple), on peut me demander : y a-t-il des essais cliniques favorables à ces hypothèses ? Eh bien, la réponse est oui.

Il y a quatre essais démontrant un effet protecteur sans effet important sur le cholestérol ! Autrement dit, alors que la stratégie anti-cholestérol a échoué de façon systématique, nous avons des essais de grande qualité, conduits par des investigateurs libres de tout conflit d'intérêt, qui montrent qu'on peut améliorer son espérance de vie en modifiant son alimentation et sans effet sur le cholestérol.

LA SECONDE ÉTUDE D'OSLO

La seconde étude d'Oslo (Oslo-2) a été conçue dans le prolongement de la première étude d'Oslo (Oslo-1) décrite au chapitre 2. L'équipe était la même, mais enrichie de jeunes investigateurs qui apportèrent des idées nouvelles. Tenant compte de l'échec d'Oslo-1, les investigateurs partirent du principe qu'il ne suffisait pas de diminuer les graisses animales et d'augmenter les graisses végétales comme dans Oslo-1. Ils décidèrent deux choses : d'une part, il ne fallait pas se limiter aux problèmes nutritionnels et ils décidèrent de lutter aussi contre le tabac. D'autre part, ils changèrent leur tactique nutritionnelle en demandant aux volontaires du groupe expérimental d'adopter un régime plus « équilibré », c'est-à-dire moins axé sur le cholestérol.

Le régime d'Oslo-2 visait à diminuer les graisses animales mais à ne pas augmenter les graisses végétales. Ainsi, les apports totaux en graisses restaient bas.

Les auteurs voulaient compenser la diminution des graisses animales par des protéines et des glucides, et éviter une surconsommation d'acides gras oméga-6 potentiellement cancérigènes (voir l'étude de Los Angeles, page 86).

Le régime comportait donc plus de poisson, de céréales, des fruits et légumes. On ne s'acharnait plus à exclure les produits animaux et à gaver les patients de margarines et d'huiles végétales non saturées pour diminuer leur cholestérol. Plus de 1 230 hommes jeunes (de moins de 50 ans), fumeurs pour 80 % d'entre eux, et tous avec un taux de cholestérol entre 7,5 et 10 mmol/L, ont été tirés au sort.

Quelles furent les conclusions d'Oslo-2, publiées en 1981, après cinq ans de suivi, dans le *Lancet* et en 1986 dans l'*American Journal of Medicine* après huit ans et demi de suivi ?

Les résultats sur le cholestérol (13 % de réduction en moyenne) et sur le tabac (24 % d'arrêt dans le groupe expérimental contre 17 % chez les témoins, donc peu de différence) étaient difficiles à interpréter.

Pourtant, à la grande surprise des investigateurs, les complications cliniques furent beaucoup moins fréquentes dans le groupe expérimental. Comme l'indique le graphe ci-contre, les courbes commencèrent à diverger rapidement après le début de l'étude.

Parallèlement, les auteurs notaient une réduction de la mortalité totale qui allait atteindre 40 %. La mortalité cardiaque était également réduite ainsi que le risque de mort subite. Après cinq ans, la réduction du risque de complications fatales ou non fatales atteignait près de 50 %, ce qui était exceptionnel.

Aucun essai n'avait jamais apporté de résultats aussi spectaculaires ! Aucun conflit d'intérêt ne venait jeter un voile de suspicion sur un essai dont les résultats étaient qualifiés de « surprenants » par les auteurs eux-mêmes.

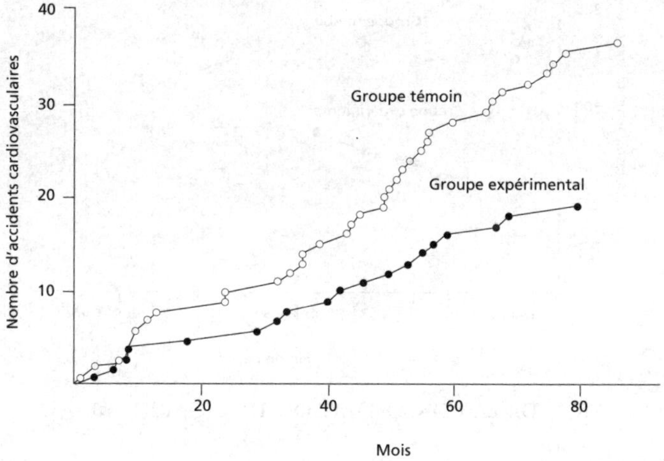

Certes, techniquement, tout n'était pas parfait dans cet essai qui reste une étude « artisanale » par rapport aux essais industriels caractéristiques de l'époque suivante, celle des statines. Mais Oslo-2 était la première étude à montrer qu'il était possible de réduire le risque cardiaque et la mortalité en agissant sur le mode de vie.

COMMENT EXPLIQUER UN TEL SUCCÈS ?

Comme le montrent les courbes reproduites à la page suivante, ni la réduction du tabac ni celle du cholestérol ne pouvaient l'expliquer. En effet, au-delà de la cinquième année, les courbes des complications cardiovasculaires continuaient de diverger, alors que celles du tabac et du cholestérol convergeaient. Ce décalage entre les effets cliniques bénéfiques et les courbes du cholestérol et du tabac laissait penser que tous ces paramètres n'étaient pas reliés

ÉVOLUTION DU CHOLESTÉROL SANGUIN

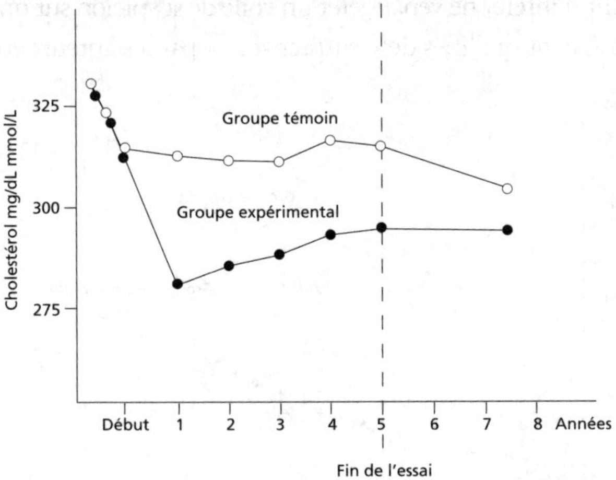

ÉVOLUTION DE LA CONSOMMATION DE CIGARETTES

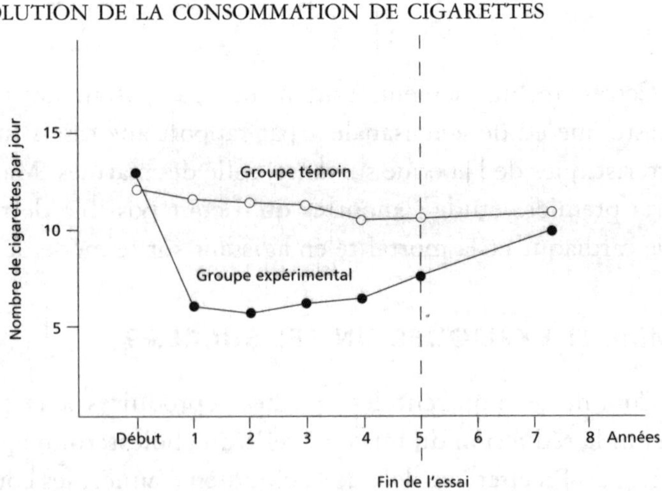

entre eux. Aucun autre paramètre ordinaire ne semblait pouvoir expliquer cette évolution inattendue et tellement favorable des complications cliniques.

La grande majorité des experts du cholestérol décidèrent que cet essai était incompréhensible selon leur théorie et devait être ignoré. Le fait d'ignorer délibérément les études dont les résultats ne sont pas conformes à ses souhaits et attendus est parfaitement antiscientifique (ce qui n'est pas un péché mortel) et peut être qualifié de biais de sélection ou, je préfère, de mensonge par aveuglement volontaire.

Quand je présente cet essai oublié dans les meetings spécialisés, je suis à chaque fois surpris de l'étonnement des auditeurs. Pourquoi ne parle-t-on jamais de cette étude, demandent-ils à juste raison ?

EXPLICATIONS AUX BONS RÉSULTATS D'OSLO-2

Les conseils nutritionnels donnés dans le groupe expérimental étaient en fait très proches de ce que nous pouvons appeler une forme nordique de diète méditerranéenne. Les sujets expérimentaux mangèrent effectivement moins de graisses animales saturées, mais pas plus de graisses végétales polyinsaturées (soja, maïs, tournesol) que les témoins. De plus, ils mangèrent plus de poisson, de céréales, de légumes et de fruits, et donc plus de protéines, plus de glucides et quantité de micronutriments très utiles pour préserver notre santé cardiaque.

Or, comme la suite le montrera, ces régimes inspirés de la diète méditerranéenne sont très efficaces contre l'infarctus, contrairement aux régimes anti-cholestérol.

Sans le savoir et parce qu'ils avaient décidé d'être prudents et modérés et de ne pas jouer aux apprentis sorciers (comme on l'avait fait avec des régimes anti-cholestérol), les investigateurs d'Oslo-2 ont réinventé une nutrition traditionnelle intelligente.

Les chercheurs français de la *Lyon Diet Heart Study*, un essai que je vais présenter au chapitre suivant, s'en souviendront.

L'ESSAI DART

Un autre essai fondamental est l'essai DART (*Diet And Reinfarction Trial*) publié en 1989 dans le *Lancet*. DART jeta une nouvelle fois le trouble dans les esprits dogmatiques des défenseurs de la théorie du cholestérol.

Contrairement aux auteurs d'Oslo-2, les investigateurs de DART (qui connaissaient les résultats décevants des essais avec des médicaments en prévention primaire) étaient revenus à la prévention secondaire en choisissant de travailler avec des patients survivants d'un infarctus. Ils décidèrent de tester plusieurs hypothèses à la fois, une manière pratique et économique de faire deux essais en même temps mais peu recommandable scientifiquement. En effet, ce type de démarche est susceptible de créer de la confusion entre les hypothèses testées, puisque certains patients reçoivent deux traitements qui peuvent interagir et biaiser les résultats. Pour remédier à ce problème, les statisticiens ont généralement recours à des calculs compliqués. Cependant, ces « ajustements » ne peuvent pas totalement éliminer les interactions (entre les traitements) qui ne sont pas forcément connues des experts avant l'essai. Par principe, il faut se méfier des essais comportant plusieurs hypothèses et plusieurs tirages au sort, donc plus de deux groupes à comparer. Il faut exiger des auteurs au minimum une totale transparence des résultats, donc tous les détails des événements survenus dans chaque groupe. J'aurai l'occasion de parler de ce problème, malheureusement récurrent, à propos notamment de certains essais sur les statines, HPS et ASCOT, par exemple.

Il faut reconnaître que les investigateurs de DART ont présenté leurs résultats de façon très claire. De plus, il n'y a aucun conflit d'intérêt dans cet essai.

Trois hypothèses simples devaient être testées dans DART :

- Réduire les graisses alimentaires améliore-t-il le pronostic après un infarctus ?

• Augmenter les fibres végétales peut-il avoir un effet sur le pronostic ?
• Augmenter les poissons gras peut-il avoir un effet protecteur ?

Environ 2 000 patients furent tirés au sort et répartis dans les différents groupes.

LES BÉNÉFICES DES ACIDES GRAS OMÉGA-3

Les résultats de DART sont très clairs : ni la diminution des graisses ni l'augmentation des fibres n'ont eu d'effet bénéfique. En revanche, l'augmentation des poissons gras (certifiée par une évaluation dans le sang) a entraîné des diminutions de 30 % de la mortalité cardiaque et totale après moins de deux ans. Le cholestérol était identique dans les différents groupes et ne pouvait expliquer le pronostic amélioré de consommateurs de poisson.

Comme dans Oslo-2, une amélioration de l'espérance de vie avait été obtenue indépendamment du cholestérol. Dans DART, ce pouvait être la conséquence d'une modification des acides gras oméga-3 dans les cellules cardiaques.

On peut toutefois émettre quelques réserves sur cette interprétation des résultats. En effet, je ne pense pas que l'on puisse attribuer l'effet protecteur observé dans DART uniquement aux oméga-3 des poissons gras. En effet, les poissons sont aussi une source importante de vitamine D, d'iode, de sélénium et de protéines animales de très bonne qualité. Tous ces nutriments sont importants pour la santé du cœur et ils ont probablement joué un rôle dans la protection observée dans le groupe « mangeur de poissons ».

De plus, quand on augmente la consommation de poisson, c'est au détriment d'autres aliments. Plus de poisson veut dire moins de viande probablement ce que les auteurs n'ont pas vérifié.

Enfin, quand une diététicienne recommande de manger plus de poisson, ce conseil est accompagné de suggestions sur la façon de préparer ce poisson. Il est peu probable que des fritures dans du beurre cuit aient été conseillées ni le traditionnel *fish and chips*, qui sont les pires façons de manger du poisson. Bref, contrairement aux investigateurs, je pense que l'intervention nutritionnelle fut multifactorielle dans DART. De ce point de vue, DART se rapproche d'Oslo-2 qu'il vient, en quelque sorte, confirmer.

Les résultats d'Oslo-2 et DART seront eux-mêmes confirmés par deux autres essais que je présente au chapitre suivant : l'étude de Lyon et l'essai GISSI.

En attendant, les « théoriciens du cholestérol » faisaient comme s'ils ne voyaient et n'entendaient rien. Une attitude bien désolante et peu scientifique.

Quant aux cardiologues, qui dans leur grande majorité n'avaient pas eu de formation à la nutrition pendant leurs études, ils enregistraient avec bonhomie que la nutrition pouvait être utile à leurs patients. Seule une minorité décida, dès cette époque, de changer les habitudes alimentaires de leurs patients.

CHAPITRE 5

« PARADOXE FRANÇAIS » ET DIÈTE MÉDITERRANÉENNE : DEUX CONCEPTS QUI DÉRANGENT LES EXPERTS DU CHOLESTÉROL

Les années 1990 s'inaugurent dans une ambiance très particulière chez les médecins et scientifiques qui s'intéressent à la prévention des maladies cardiovasculaires. Les cardiologues ont compris l'importance des caillots de sang à la phase aiguë de l'infarctus du myocarde et utilisent désormais l'aspirine de façon systématique. Ils ont aussi compris que la phase chronique de la maladie dépend du développement d'une fibrose rigide qui conduit à l'obstruction lente et progressive de l'artère. L'angioplastie apparaît comme une technique thérapeutique efficace pour stopper la maladie et ils sont très occupés à la perfectionner.

Le cholestérol ne semble jouer aucun rôle dans ces deux processus pathologiques et, en conséquence, les régimes et les médicaments anti-cholestérol sont les derniers de leurs soucis.

À titre d'exemple, en 1992, quand je travaille à l'Inserm et à l'hôpital cardiologique de Lyon, la valeur normale supérieure du cholestérol sanguin était de 7,5 mM/L, un chiffre à faire blêmir les experts du cholestérol d'aujourd'hui qui le trouveraient bien trop élevé. En fait, sous la pression de l'industrie pharmaceutique, la valeur soi-disant « normale » du cholestérol ne va cesser de baisser au cours des années, pour aboutir aujourd'hui au concept absurde de « valeur normale égale le plus bas possible » !

Quant aux épidémiologistes, une observation les tracasse : c'est le cas français.

Comment expliquer que pour un même niveau de cholestérol sanguin et une quantité égale, voire supérieure, de graisses animales saturées dans leur régime alimentaire, les Français fassent deux fois moins d'infarctus que les Américains et les Anglais ? C'est le très fameux « paradoxe français » – le *French Paradox* des Américains, encore plus fameux désormais outre-atlantique que le *French kiss* et les *French fries* !

Voilà une réalité indéniable qui a de quoi laisser perplexes les plus ardents défenseurs de la théorie du cholestérol !

J'ai publié un article sur cette question dans le *Lancet* en 1992. Nous proposions une explication originale à ce paradoxe. Que disions-nous ? Les Français seraient relativement immunisés contre l'infarctus grâce à leur consommation d'alcool, notamment de vin qui, un peu comme l'aspirine, diminue l'agrégation plaquettaire et donc le risque de faire des caillots dans les artères.

Cette idée est maintenant généralement acceptée : il y a peu de doute que la consommation modérée d'alcool diminue le risque d'infarctus et de décès cardiaque. Si l'on regarde objectivement les chiffres, on peut même dire qu'il n'y a pas de moyen plus efficace (mis à part la diète méditerranéenne) pour réduire la mortalité cardiovasculaire dans la majorité des pays étudiés. Sous réserve d'une utilisation intelligente et modérée des boissons alcoolisées.

C'est une idée qui exaspère les experts du cholestérol ! En effet, notre théorie explicative du paradoxe français s'oppose point par point à la théorie du cholestérol puisque la consommation d'alcool, même modérée, augmente le cholestérol dans le sang et aussi d'autres lipides supposés toxiques pour le cœur, les triglycérides.

Il y a quelque chose d'irréconciliable entre la théorie du cholestérol et le paradoxe français. Il n'est donc pas étonnant que les défenseurs de la théorie du cholestérol aient lancé à plusieurs reprises des anathèmes contre le paradoxe français ou la simple idée que l'alcool protège contre les complications cardiovasculaires.

Outre l'alcool, certains acides gras oméga-3 ont aussi tendance à augmenter le cholestérol et, de toute évidence, sont protecteurs contre l'infarctus. Eux aussi s'opposent donc de façon frontale à la théorie du cholestérol.

Les acides gras oméga-3, l'alcool (et le paradoxe français) et la diète méditerranéenne sont des concepts qui s'opposent à la théorie du cholestérol.

C'est pourquoi les défenseurs de la théorie du cholestérol et les chercheurs travaillant sur les acides gras oméga-3, l'alcool et le vin, par exemple, sont dans des camps opposés.

C'est pourquoi l'étude de Lyon (qui testait la diète méditerranéenne) et l'essai GISSI (qui testait les acides gras oméga-3) vont être accueillis de façon plutôt maussade par les préventionnistes focalisés sur la théorie du cholestérol.

Ces deux essais cliniques ont, contrairement aux précédents essais nutritionnels, toutes les caractéristiques des essais modernes. En particulier, ils respectent les règles intangibles de l'essai clinique.

Précisons que ces essais ont été conduits dans des conditions de faible pression économique : les sponsors sont discrets et ne jouent aucun rôle important dans l'organisation et les analyses des résultats. Ce sont probablement les derniers essais en cardiologie préventive où des sponsors aident à la réalisation d'un essai sans y voir un élément clé de leur marketing. Ils aident gentiment et modestement, c'est une affaire entre amis, on fait un chèque et on souhaite bonne chance. Pas de conflit d'intérêt ! Par exemple, Unilever a aidé à la réalisation de l'étude de Lyon, mais son intérêt économique allait plutôt à l'encontre de l'hypothèse testée. GISSI a trouvé des subventions pour tester des capsules d'oméga-3 et de vitamine E, mais l'envergure industrielle des sponsors interdisait qu'ils jouent un rôle important dans la réalisation pratique de l'essai.

Ni l'étude de Lyon (*Lyon Diet Heart Study* publiée sous forme préliminaire dans le *Lancet* en 1994, et sous forme de rapport définitif en 1999 dans *Circulation*) ni GISSI (publié en 1999 dans le *Lancet*) n'avaient pour objectif de réduire le cholestérol. C'est pourquoi, comme pour Oslo-2 et DART, j'en parlerai peu dans un livre consacré au cholestérol.

Ces quatre essais sont toutefois fondamentaux pour tous ceux qui veulent protéger leur cœur et leurs artères, car ils démontrent que le mode de vie et notamment la façon de se nourrir sont beaucoup plus importants pour se protéger que déclarer la guerre au cholestérol.

LE REVIREMENT INATTENDU D'ANCEL KEYS

Lorsqu'il mit fin à sa carrière après cinquante ans de militantisme anti-cholestérol, Ancel Keys admit modestement, mais officieusement, qu'il s'était un peu trompé et que le plus important pour se protéger des crises cardiaques n'était pas de diminuer les graisses, les graisses saturées et le cholestérol, comme il l'avait proclamé, mais d'adopter un « modèle nutritionnel global ».

Après avoir été un des plus acharnés défenseurs de la nocivité du cholestérol, Keys fut ensuite l'inventeur du concept de modèle diététique méditerranéen.

L'ÉTUDE DE LYON : LE RÉGIME MÉDITERRANÉEN FAIT DES MIRACLES

L'idée était simple : plutôt que de jouer aux apprentis sorciers en inventant des régimes artificiels (anti-cholestérol) qu'aucune population dans l'histoire de l'humanité n'avait jamais adoptés, nous étions arrivés à la conclusion qu'il valait mieux s'inspirer de ce que faisaient véritablement des gens qui étaient vraiment protégés ; même si nous ne comprenions pas exactement pourquoi (je veux parler des mécanismes biologiques de protection). Une autre condition était la faisabilité. Il nous fallait un modèle nutritionnel acceptable par nos patients et leurs familles.

Pas question de se lancer dans une expérience inspirée d'habitudes alimentaires exotiques mal définies. Pour des Lyonnais grands amateurs de cuisine au beurre et de charcutailles, la Méditerranée c'est un autre monde, mais ça n'est pas si loin !

Ainsi sont nées l'étude de Lyon et la stratégie basique des investigateurs : copier les Méditerranéens et aider des patients cardiaques lyonnais et leurs familles à s'adapter le mieux possible à la diète méditerranéenne traditionnelle.

La notion de « traditionnelle » n'était pas superflue puisque, déjà à l'époque de la conception de l'essai (autour de 1985-1987), nous observions que des pans entiers des populations méditerranéennes abandonnaient leurs habitudes ancestrales au profit de modèles américanisés (pour faire simple).

Je ne peux pas évoquer l'étude de Lyon sans rendre hommage à tous les patients qui y participèrent ainsi qu'à mes principaux collaborateurs, et plus particulièrement Serge Renaud qui en fut l'initiateur, Patricia Salen qui assura les changements et le suivi nutritionnel de tous les patients et Isabelle Monjaud qui en assura la gestion.

Sur le plan technique, l'essai a répondu à tous les critères modernes de l'essai clinique avec notamment un tirage au sort rigoureux. En mieux même, puisque le comité scientifique et les analystes – statisticiens de l'Inserm et cardiologues en charge de la validation et de la classification des événements enregistrés pendant l'essai – étaient totalement indépendants du principal investigateur (moi-même). Nous étions tous totalement libres d'un quelconque conflit d'intérêt.

La moitié des volontaires de cet essai, tous victimes d'un infarctus, adoptèrent une alimentation de type méditerranéen, riche en fruits, légumes, pain, céréales, haricots, noix, pauvre en viande rouge, avec une consommation modérée de produits laitiers (uniquement sous forme fermentée), de poisson (2 à 3 fois par semaine) et de volaille, le tout agrémenté d'un peu de vin (si le patient en buvait déjà avant son infarctus) et des huiles d'olive et de colza. Une margarine de colza était fournie gratuitement à tous les patients.

L'évolution de la santé, notamment cardiovasculaire, des patients fut comparée à un groupe témoin constitué de plus de 300 autres volontaires qui suivaient, en principe, les conseils donnés par les diététiciennes des hôpitaux et qui étaient inspirés des régimes anti-cholestérol préconisés par les sociétés savantes américaines, et copiées par les françaises.

Les résultats cliniques révélaient que la mortalité totale et la mortalité cardiaque avaient été réduites d'environ 50 % et le risque de récidives fatales ou non fatales confondues, d'environ 70 %. Ces résultats n'avaient finalement rien de miraculeux. Ils confirmaient les observations des multiples études épidémiologiques des populations méditerranéennes. Ils étaient d'autant moins surprenants que nous parvenions à cumuler les stratégies protectrices mises en évidence dans Oslo-2 et DART, déjà remarquablement efficaces pour protéger le cœur des patients et sauver des vies.

La validité d'une stratégie nutritionnelle visant entre autres choses à augmenter les acides gras oméga-3 dans le régime (et donc dans le sang et les cellules, notamment cardiaques) sera confirmée par GISSI, que je vais décrire plus loin.

Nos résultats montrèrent aussi que le taux sanguin de cholestérol était absolument identique dans les deux groupes tout au long de l'essai. Cette observation est évidemment capitale. Nous avions obtenu un bénéfice clinique majeur, que personne n'a jamais remis en question (tant les conditions techniques de l'essai étaient rigoureuses), et le cholestérol ne jouait aucun rôle dans cette protection !

Vu l'ampleur du bénéfice clinique, il fut décidé d'interrompre l'essai après quatre ans de suivi (au lieu des cinq ans prévus) pour d'évidentes raisons éthiques. Il était impossible après ces quatre années de ne pas communiquer aux patients du groupe témoin les informations en notre possession concernant la prévention des récidives de crise cardiaque. Cette interruption fut gérée en toute transparence par le comité scientifique de l'essai et selon des modalités bien précises : nous n'eûmes l'accord du comité qu'après l'acceptation de notre première publication rapportant l'analyse intermédiaire dans le *Lancet* en 1994. Contrairement à ce que certains crurent à l'époque, l'essai n'était pas encore interrompu en 1994 au moment de cette publication et la procédure d'arrêt (et d'information du groupe témoin qui comportait une visite au laboratoire et une instruction détaillée à la diète méditerranéenne) nous prit près de deux années supplémentaires de travail. C'est cet afflux de données supplémentaires (concernant la période qui précédait l'interruption) qui fit l'objet du rapport final en 1999. Cette analyse finale confirmera que l'interruption de l'essai était justifiée puisque deux années supplémentaires de suivi ne changeaient rien et confirmaient même l'ampleur de la protection.

J'insiste sur les conditions rigoureuses dans lesquelles a été décidée l'interruption de cet essai pour montrer, nous le verrons dans la partie suivante, combien certaines interruptions prématurées de nombreux essais avec des statines, notamment 4S, LIPID, ASCOT et CARDS étaient injustifiées.

GISSI ET LES ACIDES GRAS OMÉGA-3

L'essai GISSI (Groupe italien pour l'étude de la survie après un infarctus) n'est pas vraiment un essai nutritionnel. Il visait à tester des nutriments donnés sous forme de capsules à des patients qui avaient survécu à un infarctus.

Plus de 11 000 patients furent tirés au sort et répartis en 4 groupes recevant soit de la vitamine E, soit des acides gras oméga-3 d'origine marine, soit les deux, soit rien du tout. Après trois ans et demi environ, les investigateurs enregistrèrent une diminution de 20 % de la mortalité totale et de 30 % de la mortalité cardiaque, s'expliquant par une diminution de près de 45 % des morts subites. Les premiers surpris des résultats de GISSI furent les investigateurs eux-mêmes. En effet, ils ne croyaient pas du tout à un tel potentiel protecteur des acides gras oméga-3 quand ils initièrent l'essai.

Pourtant, ils étaient la simple confirmation de trois essais antérieurs, DART, Oslo-2 et Lyon. À nouveau, les taux de cholestérol étaient identiques dans les 4 groupes de l'essai GISSI. Ceci suggère que le bénéfice obtenu n'avait rien à voir avec le cholestérol.

Les investigateurs italiens publient en effet en parallèle les résultats des 4 groupes constitués dans cet essai. Ce point est fondamental pour juger de l'efficacité et de l'innocuité d'un traitement particulier quand on teste plusieurs hypothèses à la fois.

Je reviendrai sur cette question technique à propos de certains essais avec les statines où les investigateurs ont dissimulé certains résultats en ne présentant pas les données des 4 groupes constitués. La transparence est en revanche totale avec GISSI, et c'est d'ailleurs le minimum que l'on puisse exiger en recherche médicale. Ceci dit, cette transparence n'empêche pas les interactions, et les analyses et ajustements ne permettent pas de les contrôler totalement.

J'ai donc un peu d'hésitation à valider sans hésitation la totalité des résultats de GISSI. Mais je me console en pensant qu'au moins rien n'est caché.

Par ailleurs, aucun conflit d'intérêt n'est décelable dans cet essai conduit par des investigateurs expérimentés et au-dessus de tout soupçon, avec la collaboration de près de 600 cardiologues dans toute l'Italie.

Cette proximité des investigateurs avec les cardiologues praticiens explique en grande partie la facilité avec laquelle ils ont recruté 11 000 patients en peu de temps et surtout le fait extraordinaire qu'aucun patient n'ait été « perdu », c'est-à-dire n'ait disparu sans laisser de nouvelles.

LA QUESTION DES PERDUS DE VUE

La perte de vue des patients tirés au sort est un problème technique majeur, et c'est même l'obsession de toutes les équipes (sérieuses) organisant des essais cliniques.

On peut dire que la qualité, donc la crédibilité d'un essai clinique, peut se mesurer de façon indirecte par le nombre de perdus de vue, ou plutôt le pourcentage de perdus de vue déclarés par les investigateurs.

Pas de perdu de vue dans GISSI, c'est fabuleux ! Trois perdus de vue dans l'étude de Lyon, c'est aussi l'évidence d'une très haute qualité ! Je reviendrai sur cette question des perdus de vue à propos de certains essais avec les statines notamment le fameux WOSCOP.

J'ai deux regrets vis-à-vis de GISSI. Ils auraient pu donner un placebo aux patients du groupe « aucun traitement » et assurer ainsi un double aveugle parfait. Roberto Marchioli, le principal investigateur, dit que c'était trop compliqué et hors de portée de leur budget de procéder ainsi, du fait du nombre considérable de cardiologues dans l'essai (près de 600). C'est un argument recevable. D'autre part, ils auraient pu vérifier les concentrations d'acides gras oméga-3 dans le plasma obtenu dans les différents groupes. Je leur avais proposé de faire moi-même ces évaluations dans mon laboratoire. Selon Roberto, c'était une fois encore trop compliqué et coûteux de constituer une banque de sang via des cabinets de cardiologues privés. Donc, pas de dosage. Dommage !

Doit-on pour autant remettre en cause les résultats de GISSI pour ces faiblesses techniques ? Probablement pas, et pour deux raisons.

La première, c'est que les investigateurs présentèrent leurs faiblesses et défauts en toute clarté. Aucun essai n'est jamais parfait, c'est évident, mais la transparence doit être totale afin de pouvoir juger de la qualité globale de l'essai et de la crédibilité des résultats. Pour une transparence maximale, GISSI méritait une crédibilité maximale !

La deuxième raison est simplement qu'il faut interpréter GISSI à la lumière des essais antérieurs (Oslo-2, DART et Lyon) dont il vient confirmer les résultats.

CHAPITRE 6

LEÇONS DE LA SAGA DU CHOLESTÉROL

LES QUATRE ESSAIS DÉCRITS DANS LES DEUX CHAPITRES PRÉCÉDENTS montrent, pris ensemble, qu'il est possible d'améliorer le pronostic cardiovasculaire par une nutrition intelligente, indépendamment d'un effet sur le cholestérol.

Tous les essais antérieurs visant à diminuer le cholestérol soit par des régimes, soit avec des médicaments, avaient échoué. Concernant les régimes anti-cholestérol, il est tragique d'entendre encore des experts prétendre doctement qu'il est important de suivre un régime anti-cholestérol avant de prendre un médicament anti-cholestérol. Mais, quel régime anti-cholestérol conviendrait-il d'adopter ? Un de ceux décrits au chapitre 2 et qui ont tous prouvé leur inutilité, voire leur nocivité ?

Cette naïveté, ou cette inculture (comme on voudra), illustre un autre phénomène assez extraordinaire en médecine préventive. C'est la déconnexion entre les moyens et les buts. Si le but ultime est réellement de sauver des vies, pourquoi s'acharner à diminuer le cholestérol, dont la réduction dans les essais cliniques n'a jamais sauvé une vie ?

Si le but ultime est de sauver des vies, c'est un régime cardioprotecteur qu'il faut d'urgence adopter, et cela n'a rien à voir avec le cholestérol.

Les illusions sur le cholestérol viennent, en partie, de deux autres illusions : les modèles expérimentaux d'athérosclérose et les études épidémiologiques.

J'ai essayé de décrire rapidement l'histoire de ces illusions dans cette partie du livre. Je ne reconsidère pas ces modèles expérimentaux, mais je reviendrai dans la cinquième partie du livre sur ce que sont réellement les maladies cardiovasculaires humaines, les formes aiguës et les formes chroniques, et, par conséquent, tous les lecteurs comprendront que ces modèles expérimentaux ne présentent aucun intérêt.

Concernant les données épidémiologiques, je pense avoir montré dans les chapitres précédents les contradictions récurrentes et les exagérations des experts, notamment Ancel Keys, un des scientifiques que j'ai pourtant le plus admiré.

Je pense qu'on peut accepter l'idée que, dans certaines populations, il y a une association statistique entre le cholestérol et le risque cardiovasculaire. Mais cette association est faible, inconstante donc, sans intérêt en médecine clinique pour prédire un risque chez les individus, et surtout elle ne traduit pas une relation de cause à effet.

Comme cette question est un peu difficile à comprendre, j'y reviens dans la cinquième partie de ce livre à propos de ce que j'ai appelé les « facteurs Z » (page 230).

La validité d'une théorie médicale visant à promouvoir un traitement sinon salvateur, au moins utile, ne peut reposer que sur des essais cliniques. Or, les essais cliniques testant les traitements anticholestérol ont donné leur verdict ! Et cela, dès les années 1990. Dès cette époque, il fallait ouvrir les yeux !

POURTANT, UNE AUTRE HISTOIRE VA COMMENCER

C'est en effet à la même époque que des grands laboratoires pharmaceutiques décident de mettre les statines au centre de leur stratégie de développement. La description de l'histoire des statines qui va suivre va nous apporter une autre façon, tangentielle cette fois-ci, d'évaluer la théorie du cholestérol. Mais avant de tourner la page et de raconter cette « fabuleuse » histoire, il faut bien comprendre qu'avec les statines, on change d'époque. En effet, avec l'entrée en jeu de l'industrie pharmaceutique, des enjeux financiers considérables apparaissent, qui vont venir polluer la recherche médicale. Cette pollution ne survient pas seulement dans le domaine des maladies cardiovasculaires, comme l'a montré l'affaire du Vioxx. Finie l'époque des discussions médicales et scientifiques aimables et pour ainsi dire gratuites. Commence l'époque où l'économique et le financier s'emparent de la recherche médicale comme jamais auparavant. Une époque où les stratèges de la recherche médicale ne sont plus des médecins, des pharmaciens ou des biologistes, mais des managers dont les objectifs (comme dans toute économie postmoderne) sont avant tout financiers.

L'ingérence du management dans la recherche médicale ne pouvait, à l'exemple des scandales Enron ou Crédit lyonnais, que faire déraper ces recherches hors des chemins de la transparence et de l'éthique médicale.

Place maintenant à l'une des plus extraordinaires mises en scène jamais déployées sur le théâtre de la recherche biomédicale. Je veux parler de l'histoire des statines.

TROISIÈME PARTIE

LE MIRACLE DES STATINES

Nous sommes entrés dans la quatrième dimension de la recherche universitaire, et l'exigence de productivité conduit à présent à la publication de plus en plus de non-sens. Dans des temps comme les nôtres, des chercheurs dénués de tout scrupules autant que d'idées claires, prétendent avoir obtenu des résultats en apparence du plus grand intérêt, mais tout autant invérifiables. Nous sommes les témoins d'une éclipse généralisée de la valeur dans une culture de l'inflation galopante. Les responsables éditoriaux des revues, y compris les plus prestigieuses, découvrent qu'ils n'ont plus de temps à consacrer à l'évaluation parce qu'il faut maintenir les cadences de la chaîne de production.

LINDSAY WATERS
L'ÉCLIPSE DU SAVOIR, EDITIONS ALLIA, 2008

CHAPITRE 1

LA FIN D'UNE ÉPOQUE OU L'AVÈNEMENT DES BLOCKBUSTERS

La recherche pharmaceutique s'inscrit dans un système économique qui conditionne son développement. A l'époque des essais testant le clofibrate et les résines (page 97), cette recherche était encore un peu artisanale et teintée d'amateurisme. Dans les années 1990, en revanche, il n'y a pas de nouveau médicament sans une recherche et développement de type industriel. Celle-ci se structure à partir d'investissements considérables et parfaitement ciblés, avec un but unique : générer de confortables retours sur investissements ! Les projets doivent déboucher sur des profits importants pour les actionnaires.

Pour comprendre la recherche sur les médicaments des années 1990 et 2000, une nouvelle grille de lecture est indispensable. Des nouveaux managers arrivent et des sociétés privées sont créées pour rentabiliser ce nouveau marché qu'est la recherche clinique. Les universités délivrent des diplômes d'investigateur clinicien et des écoles sont créées pour former des assistants de recherche clinique.

Tout essai clinique devra se conformer à des bonnes pratiques cliniques et respecter des procédures clairement définies avec signature de consentement éclairé par les patients et production de cahier d'observation par les investigateurs.

Une législation et des réglementations contraignantes, protégeant les patients inclus dans les essais et encadrant l'activité des investigateurs, vont être mises en place (la Loi Huriet est votée en France en 1988) et le terrain est dégagé pour que des professionnels des essais cliniques prennent les choses en main. Les coûts réels des essais, leur financement et les responsabilités engagés, y compris les assurances prises pour couvrir les risques, sont précisés et aucun essai n'est entrepris sans l'avis d'un Comité d'Ethique, appelé en France *CCPPRB* pour Comité Consultatif de Protection des Personnes en Recherche Biomédicale. On assiste à la naissance du concept de promoteur de l'essai (en général un laboratoire pharmaceutique), qu'il faut distinguer du principal investigateur (PI), le médecin ou le scientifique qui dirige et surveille l'étude. D'autre part, en France et dans d'autres pays européens, des centres d'investigation clinique (CIC) ont été créés dans les hôpitaux universitaires pour prendre en charge les recherches les plus aléatoires ou dangereuses en médecine humaine mais sans rentabilité économique à court terme.

MAUVAISES FRÉQUENTATIONS ET CONFLITS D'INTÉRÊT

Surtout aux États-Unis et en Grande-Bretagne, des universitaires avides de moyens financiers réinvestissent le terrain de la recherche clinique et passent des accords de partenariat avec l'industrie pharmaceutique. Un bon exemple est l'Université d'Oxford avec Merck. Ensemble, ils vont conduire des essais cliniques, le plus fameux étant l'essai HPS dont je parlerai plus loin.

Ces collaborations entre médecins et laboratoires pharmaceutiques ne sont pas sans risque. En effet, la première chose que demande un entrepreneur à ses employés c'est la loyauté et une forme d'adhésion aux objectifs de l'entreprise. La deuxième chose c'est de servir les intérêts de l'entreprise. En conséquence, tout médecin ou universitaire travaillant (même si c'est à temps partiel) pour l'industrie se trouve pris dans un réseau d'obligations éthiques, médicales, scientifiques et contractuelles qu'il est souvent bien difficile de gérer au niveau individuel.

C'est donc l'époque où émerge un autre concept majeur des sociétés post-modernes, celui de conflit d'intérêt. Et évidemment c'est aussi l'époque des premiers grands scandales (« pot de vin pour l'exclusivité de la pose de pacemakers » ou visite de milliers de cardiologues sur la Muraille de Chine aux frais du Prince) qui firent les délices du Canard Enchaîné. Les médias anglo-saxons se font tous les jours l'écho d'affaires plus ou moins drôles impliquant l'industrie pharmaceutique et la recherche médicale. Les dossiers constitués autour des biais induits dans les rapports et publications scientifiques, les confessions des investigateurs, les accusations proférées contre tel ou tel industriel et les procès en cours témoignent que nous traversons une période terrible de ce point de vue. Il faut en tenir compte !

Cette professionnalisation de la recherche clinique était a priori une bonne chose puisque elle obligeait les acteurs à devenir des vrais professionnels et en principe des scientifiques. Elle n'aura pourtant pas que des avantages comme nous le verrons avec les essais sur les statines.

Ce qu'il faut également savoir pour comprendre l'histoire des statines, c'est qu'à la même période, l'industrie du médicament va s'engager dans de nouvelles stratégies.

Pour mesurer l'importance de ce sujet, je recommande la lecture du livre de Philippe Pignarre *Le grand secret de l'industrie pharmaceutique* publié en 2002 (Editions La Découverte). En deux mots, pour assurer son développement et ses profits, l'industrie a parié sur des *blockbusters*, des médicaments miracles censés générer des milliards d'euros de chiffre d'affaires. Les entreprises, de plus en plus souvent dirigées par des financiers, espèrent qu'avec quelques médicaments (et une recherche concentrée sur des maladies épidémiques) très rentables car prescrits à des millions de patients, ils vont générer des profits importants.

Pour terminer sur cette question du positionnement de l'industrie pharmaceutique dans le capitalisme tardif, il faut souligner que cette industrie est contrainte de faire des bénéfices pour survivre. Le moindre doute des milieux financiers (banques internationales, compagnies d'assurance, fonds de pension et autres caisses de retraite) sur sa capacité à générer des profits, et le désamour est immédiat avec chute des cours à Wall Street et désengagement des financiers prêteurs. Ce type de mésaventure dans le monde des statines n'a rien d'hypothétique comme l'a montré l'effondrement du puissant industriel allemand Bayer à la suite du retrait précipité de sa statine, la cérivastatine (Staltor), en 2001[1]. Le retrait d'un seul des médicaments de Bayer a provoqué une crise financière majeure chez cet industriel qui a dû se résoudre à disparaître en tant qu'entreprise du médicament !

Ayant connaissance de cette fragilité des entreprises, nous devons considérer toute étude produite par ces industriels avec la plus grande prudence. Les enjeux économiques étant colossaux, la nécessité d'être très rentable dans un monde ultra concurrentiel étant impérieuse, on peut s'attendre à ce que ces études soient obligatoirement positives. Sans parler de falsification, cette pression de l'économie sur la recherche peut conduire à des maquillages des faits ou à de la désinformation pure et simple des professionnels et du public.

LA SCIENCE ET LA MÉDECINE AU SERVICE DE L'INDUSTRIE

La maladie dépressive, les maladies inflammatoires chroniques et les maladies cardiovasculaires ont été choisies comme cibles privilégiées de cette nouvelle stratégie industrielle. Et la guerre

1 *Le 9 août 2001, après la mort de cinquante-deux malades, Bayer décide de retirer sa cérivastatine, un médicament vedette contre le cholestérol élevé, vendu en France sous le nom de Cholstat et de Staltor.*

contre le cholestérol, pour se protéger de l'infarctus, est apparue comme un champ de bataille idéal pour la mettre en œuvre, d'autant que les échecs précédents de l'industrie agroalimentaire laissaient le champ libre au développement du médicament préventif. De plus, une nouvelle classe de médicament, les statines, avait été développée avec de remarquables aptitudes à diminuer le cholestérol et une non moins remarquable tolérance clinique (en apparence) : peu d'effets indésirables par comparaison avec les deux principaux médicaments utilisés en prévention, l'aspirine et les bêtabloqueurs. Autrement dit, dès le milieu des années 1980, tout était prêt médicalement et scientifiquement pour que soit lancée une « opération statines ».

Pendant cette période d'environ une dizaine d'années, plusieurs industriels ont activement préparé une offensive extraordinairement bien orchestrée pour gagner la bataille des statines. Un des points parfaitement compris par les stratèges de cette opération, c'est que le terrain sur lequel la bataille devait être gagnée était celui de la communication. Médecine et Science étaient des variables secondaires. L'ère du mensonge, de la propagande et du *storytelling* était arrivée. Bien entendu, la présentation générale des essais allait respecter les conventions en usage dans le milieu médical. Et tous les essais conduits avec la bienveillance des universitaires et investigateurs rémunérés trouveront des justifications médicales et scientifiques appropriées. En apparence seulement car l'examen des publications concernant ces essais montre sans ambiguïté à quiconque ayant un minimum d'expérience des essais cliniques que ce n'était pas le cas : ici a triomphé la recherche marketing !

La règle fondamentale pour faire triompher un nouveau médicament est de faire précéder son arrivée sur le marché par des publications scientifiques. Il n'y a pas de meilleur marketing qu'une publication signée d'un investigateur hospitalo-universitaire renommé. Ce qui satisfait les médecins qui sont exigeants sur le principe, et ils ont raison, c'est la médecine par la preuve. C'est un peu comique puisque les médecins sont, dans leur majorité, incapables de vérifier la crédibilité de ces articles. Les médecins n'ont ni le temps de procéder aux vérifications élémentaires permettant de juger de la qualité des essais, ni la culture scientifique minimale pour les interpréter. Pour cela, les médecins doivent s'en remettre à leurs représentants, en général universitaires et hospitaliers. Perçus comme des « *faiseurs d'opinion* » dans leur corporation, ces derniers vont devenir la cible privilégiée des départements marketing des industriels. Réunis en Comité de consensus généralement aux frais des industriels intéressés, ces leaders établissent les règles de prescription auxquelles tous les médecins devront se conformer. Membres importants de sociétés savantes nationales et internationales, ils font valider ces règles de prescription par ces mêmes sociétés. Tout cela ne constitue finalement que de nobles paravents derrière lesquels se cachent des entreprises et des intérêts privés. Par ailleurs, le financement des sociétés savantes dépend en très grande partie des subventions reçues de ces mêmes entreprises intéressées. Ces sociétés savantes font ensuite valider leurs recommandations par des Agences gouvernementales, par exemple la FDA aux États-Unis et l'Afssaps en France. Ce sont les mêmes experts qui travaillent pour les industriels, qui sont membres actifs des sociétés savantes et qui sont enfin membres des comités consultatifs réunis par les agences gouvernementales. Cela ferait rire si ça n'était tragique !

Les médias spécialisés seront la deuxième cible du marketing des industriels, journaux internationaux renommés et anglophones, sites Web de sociétés savantes ou de corporations professionnelles, revues professionnelles qui seront en fait les relais des leaders d'opinion. C'est de cette façon que les médecins sont ciblés et que le simulacre d'une information médicale et scientifique objective est diffusé. Ils sont ainsi bombardés d'informations professionnelles, nettoyées de toute ambiguïté et rabâchées de semaine en semaine. Ces messages sont en fait ceux de l'industrie, mais généralement présentés comme une information objective prédigérée par leurs pairs.

SURENCHÈRE ÉDITORIALE

Les essais cliniques publiés vont donc être la pierre angulaire de ce marketing ciblé sur les médecins. La concurrence entre industriels conduit à une inflation de rapports dithyrambiques sur chaque statine commercialisée, puis à des analyses et commentaires non moins « ébouriffants » des éditorialistes, puis à de nouvelles études prétendument originales mais répétant d'anciennes données ou utilisant des techniques de synthèse (méta analyses) sophistiquées pour pallier aux insuffisances des données rapportées dans chaque essai individuellement.

Cette bataille de la communication à propos des statines, à la fois pour imposer chaque nouvelle molécule puis pour la défendre contre une nouvelle concurrente restera dans l'histoire des médicaments comme une véritable épopée. Mais l'une des caractéristiques de cette communication spécialisée aura été la précipitation. En effet, la majorité de ces essais sont mal conçus, mal conduits et mal terminés, j'en donnerai quelques exemples. C'est important car ces caricatures de recherche dévoilent un peu la réalité du paysage qui nous est caché.

UNE COURSE CONTRE LA MONTRE

Ces dérives s'expliquent par un autre fait crucial : l'arrivée des génériques (copie de médicaments originaux dont le brevet est tombé dans le domaine public). Certains industriels ont en effet voulu exploiter le plus vite possible et au maximum les capacités marchandes de leur statine tandis que les autres se demandaient ce que deviendrait ce marché une fois la statine du concurrent passée aux génériques. Pour toutes ces raisons, le paysage des statines n'a cessé de se renouveler au cours des années 1990 et 2000.

Pour faciliter cette lecture de l'histoire des statines, qui est en fait une suite ininterrompue d'essais cliniques sévèrement biaisés et qui a toutes les chances de lasser mes lecteurs, je vais donner quelques dates et un plan de lecture plutôt qu'un récit détaillé de chaque essai.

CHAPITRE 2

LES GRANDES DATES DE L'HISTOIRE DE STATINES

Chronologiquement, l'histoire des statines se déroule en quatre vagues :

• une première vague d'assaut (1994-2000), celle des résultats miraculeux
• une deuxième vague d'assaut (2000-2005), celle des illusions perdues
• une troisième vague d'assaut (2005-2007), celle de la déliquescence
• une quatrième vague d'assaut (2007-2008), celle de l'illumination !

Mais, si je devais résumer de façon imagée l'histoire des statines, je retiendrais cinq dates correspondant à cinq événements majeurs.

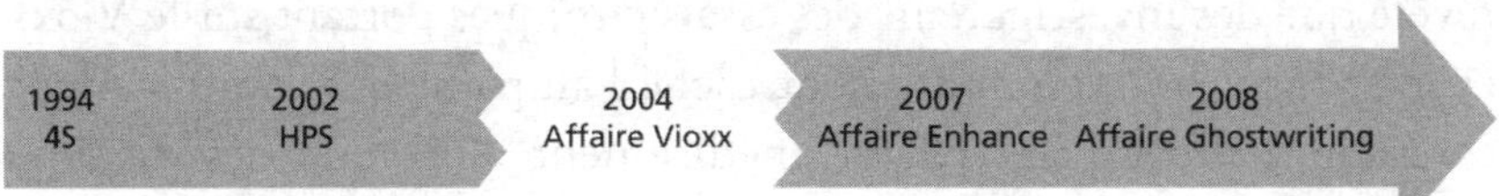

1994 : publication des résultats de l'essai 4S montrant une réduction de près de 30 % de la mortalité grâce à une statine chez des patients qui avaient survécu à un infarctus du myocarde. Le sponsor est Merck et il est omniprésent dans l'essai. C'est un moment véritablement initiatique car aucun traitement anti-cholestérol, y compris pour des réductions du cholestérol équivalentes, n'avait montré (et ne montrera plus jamais) un effet aussi favorable sur la mortalité. On aurait dû avoir des soupçons, mais c'est facile de le dire après coup.

2002 : publication des résultats de l'essai HPS montrant une réduction de seulement 13 % de la mortalité dans une population mal définie comportant beaucoup d'individus apparemment en bonne santé. C'est un résultat paradoxal car la diminution du cholestérol est plus importante que dans 4S et on aurait pu s'attendre à un effet plus important sur la mortalité si on accepte la théorie que « plus le cholestérol est abaissé et plus le bénéfice est grand ».

C'est toutefois un grand événement médiatique car les investigateurs font croire à un effet favorable d'une statine sur pratiquement tous les individus susceptibles d'avoir une crise cardiaque, notamment les diabétiques et les survivants d'une attaque cérébrale. C'était faux comme des essais ultérieurs le montreront sans ambigüité. L'essai est conduit par le CTSU d'Oxford, une sorte de « succursale » de Merck.

2004 : l'affaire Vioxx éclate (page 29). Le Vioxx multiplie par 4 environ le risque de crises cardiaques. C'est une terrible affaire car elle révèle que des investigateurs des essais cliniques portant sur le Vioxx et le sponsor ont volontairement caché l'ampleur des complications cardiaques provoquées par ce médicament alors que des dizaines voire des centaines de millions de patients se le voyaient prescrire en toute méconnaissance de cause par leurs médecins.

Quand je dis que la fréquence des complications cardiovasculaires était cachée, cela signifie que les résultats des essais cliniques étaient maquillés. La chaîne de complicités indispensables à cette désinformation est encore plus impressionnante que le maquillage lui-même.

L'affaire Vioxx, bien que l'on essaie de la minimiser aujourd'hui notamment du côté de l'industrie pharmaceutique, est surtout épouvantable car elle a fait sauter une barrière considérée infranchissable jusque là. Même en présence de contradictions évidentes ou de banales incongruités chiffrées dans les résultats des recherches concernant les statines, nous ne pouvions admettre qu'on puisse tromper volontairement et cyniquement les communautés médicales et scientifiques. On voyait des erreurs, on pensait que les investigateurs et les éditeurs étaient peu consciencieux, mais (« *l'erreur est humaine* ») nous ne pouvions imaginer que ces erreurs puissent cacher des manœuvres frauduleuses et organisées. L'affaire Vioxx expose au grand jour des pratiques honteuses de l'industrie pharmaceutique dans les milieux académiques et universitaires.

Au cas où certains lecteurs auraient quelque doute quant à la réalité de ce que je rapporte, je rappelle que Merck a accepté en 2007 de verser près de 5 milliards de dollars pour essayer d'arrêter des procédures judiciaires lancées contre l'entreprise. C'est un aveu ! Depuis l'affaire Vioxx, nous savons que tout est possible. Le lien de confiance a été rompu ! Il y aura donc un après et un avant-Vioxx.

Plus rien ne venant de l'industrie pharmaceutique et de ses alliés ne saurait être crédible sans de minutieuses vérifications. Inversement, du fait même de la découverte de ces malversations et des poursuites judiciaires que cette découverte a entraînée, on aurait pu penser que les rapports scientifiques sur les statines seraient plus honnêtes dans l'après-Vioxx. En conséquence, l'existence de discordances entre l'avant et l'après-Vioxx (c'est-à-dire que les résultats des essais soient moins miraculeux après qu'avant le scandale) indiquerait clairement que les premiers essais (publiés avant l'affaire Vioxx) avaient été biaisés. C'est effectivement le cas : dans l'après-Vioxx, les miracles ont disparu. Tous les essais publiés après 2005 sont effectivement, pour des analystes objectifs, négatifs.

Dès lors qu'il y a ce type de contradictions (miracle avant, pas de miracle après), c'est évidemment les résultats des essais conduits dans l'après-Vioxx qui doivent être retenus pour la pratique médicale et ceux de l'avant-Vioxx doivent être rejetés s'ils sont incompatibles avec les résultats des essais de l'après-Vioxx .

L'application de cette règle oblige à reconsidérer en urgence nos pratiques médicales et à réécrire nombre de recommandations officielles.

Doit-on pour autant ne plus faire confiance à personne ? « *Tous des escrocs, tout est pourri, tout est tricherie* » ? Ce serait exagéré car beaucoup de chercheurs et de scientifiques, y compris dans l'industrie pharmaceutique, sont d'honnêtes professionnels. Mais, l'affaire Vioxx a montré que les barrières considérées comme infranchissables et sacrées du respect de l'éthique médicale (fondée sur un altruisme sans

PETITES CONFIDENCES ENTRE AMIS

Récemment, un cardiologue de renommée internationale me racontait qu'il avait été contacté par un des directeurs généraux d'une grande entreprise ayant quelques problèmes avec la justice. On lui demandait tout bonnement de témoigner que des accidents cardiovasculaires (certains mortels) provoqués (selon les plaignants) par un médicament commercialisé par cette entreprise seraient survenus de façon inéluctable, même s'ils n'avaient pas pris ce médicament, bref que ces personnes étaient de toutes les façons condamnées. Le niveau des honoraires versés pour ce petit travail d'expertise « bidonnée » serait déterminé par mon collègue lui-même. Comme il me le disait, c'était une bonne occasion de changer son yacht et d'agrandir son ranch ! Il n'a pas accepté ce travail évidemment. Mais d'autres que lui l'ont certainement fait, concluait-il ! Ainsi va l'expertise médicale de ce début de siècle !

concession) et de l'intégrité scientifique avaient été franchies sans aucun scrupule, et que rien (en tous cas pas le serment d'Hippocrate) ne pouvait arrêter la course aux profits et les moyens d'y parvenir.

2007 : l'affaire Enhance commence en décembre. J'en ai dit l'essentiel au début de ce livre. Elle est à la fois une indigne reviviscence (et la confirmation que l'affaire Vioxx n'était pas un accident), mais aussi une conséquence directe de l'affaire Vioxx.

Elle montre en effet que la majorité des acteurs de ce domaine de la recherche médicale ont parfaitement intégré les leçons de l'affaire Vioxx. Mais leurs principales préoccupations sont de trouver des parades aux contrôles qui leur sont imposés ; et à nouveau d'organiser une forme de désinformation du public et des professionnels. Non seulement, il nous faut tirer toutes les conséquences de l'affaire Enhance mais il faudra savoir identifier toutes les nouvelles tentatives de fraudes médicales et scientifiques qui ne manqueront pas de survenir dans les prochains mois et années.

2008 : l'affaire du *ghostwriting* survient dans le prolongement des affaires Vioxx et Enhance. En Avril 2008, le prestigieux journal médical américain JAMA publie deux articles rédigés par des experts des parties civiles dans le procès de l'affaire Vioxx.

Ce sont des scientifiques ayant eu accès aux innombrables documents cités par les parties et notamment par Merck pour prouver que les « erreurs » commises n'étaient pas intentionnelles. Pour soutenir cette thèse à laquelle personne ne croit, Merck fournit des documents montrant le fonctionnement interne de ses équipes. Grave erreur ! Les experts des parties civiles vont s'en délecter. Ils vont y trouver beaucoup plus que ce que Merck voulait montrer : le management réel de la recherche clinique dans cette entreprise. Comme ces articles sont longs et détaillés, je ne vais en commenter que deux aspects particuliers.

Le premier dévoile les procédures utilisées par Merck pour la publication des résultats des essais cliniques. En fait, les articles seraient écrits par des employés de Merck. On les qualifie de « *ghostwriter* » (ou auteur-fantôme) car ils disparaissent de la liste des auteurs officiels des articles. Ces articles sont ensuite attribués à des auteurs sollicités (et rétribués) dans les milieux académiques et universitaires. Ces experts et universitaires (dont la signature constitue un label de qualité) cautionnent donc des travaux auxquels ils n'ont pas forcément participé ! Comment pourraient-ils en contrôler la qualité ? Quelle est l'ampleur réelle du phénomène ? Il est impossible de le savoir (il faudrait les aveux de tous les coupables). En dévoilant l'existence du *ghostwriting* par des documents officiels fournis par un des plus grands industriels du médicament, cet article du JAMA prouve que la recherche clinique sponsorisée peut être très facilement biaisée et maquillée.

La publication de résultats miraculeux dans une grande revue médicale ou scientifique ne constitue en rien une garantie de qualité et de probité.

Comment un praticien dans son cabinet de consultation pourrait-il faire la part de la bonne recherche et de la mauvaise ? Il est impossible aujourd'hui, sur la base des documents publiés et compte tenu de l'absence de contrôle sérieux de la part des autorités (administratives ou universitaires), d'avoir la moindre certitude concernant l'efficacité et la nocivité réelle d'un médicament. On voit ainsi que l'affaire Vioxx, loin d'être un incident anecdotique, n'a révélé qu'une toute petite partie de l'iceberg. La partie immergée, l'ampleur des mensonges et de la propagande en médecine, nous est, en fait, totalement inconnue.

Le deuxième aspect de l'affaire du *Ghostwriting* montre, à propos d'un essai testant le Vioxx dans la maladie d'Alzheimer, comment les employés de Merck ont maquillé les données de mortalité. Ce n'est pas nouveau. Ce qui est absolument nouveau, en revanche, c'est que la FDA n'ait fait aucun effort pour vérifier les dires de Merck. Vérifier les données de mortalité d'un essai clinique officiellement déclaré et enregistré est pourtant une tâche relativement aisée pour une puissante administration d'un pays comme les États-Unis où existe un registre national des décès. La FDA ne fait visiblement pas ce travail minimal de contrôle. Or les agences de chaque pays où le médicament en question est commercialisé se réfèrent explicitement à l'avis donné par la FDA. L'Afssaps en France par exemple s'appuie sur l'expertise produite par la FDA pour autoriser une mise sur le marché. Or, ce que montre l'affaire Vioxx, c'est que La FDA peut très bien n'avoir rien fait. Et si la FDA ne le fait pas, quelle autre administration dans quel autre pays le ferait ?

Seules les données de mortalité des essais cliniques sont vérifiables ; mais cette vérification par les agences de surveillance n'est pas systématique.

Conclusion : les industriels et leurs alliés peuvent dans leur rapports officiels et publications scientifiques raconter toutes les balivernes qu'ils souhaitent concernant l'efficacité et l'innocuité de leurs médicaments, il y a bien peu de chance que quelqu'un vienne exercer la moindre vérification.

Le contrat moral entre les chercheurs et la société est manifestement rompu, et c'est un grand sujet d'inquiétude pour certaines autorités notamment aux États-Unis (pas encore dans notre France assoupie). Les auteurs de l'article du JAMA (de prestigieux épidémiologistes) font le même constat. Ils déclarent que « *seul un système de recherche clinique dans lequel les sponsors apportent les fonds nécessaires à la conduite des essais qui doivent ensuite être réalisés par des investigateurs indépendants du sponsor pourrait rétablir la confiance entre le public et les chercheurs*. » Serai-je lu dans quelque bureau ministériel ?

SOMMES-NOUS PROTÉGÉS DES MÉFAITS DE LA DÉSINFORMATION SUR LES MÉDICAMENTS ?

Les patients français seraient-ils à la merci des trusts supranationaux de l'industrie pharmaceutique ? Et les agences et administrations censées les protéger seraient-elles hors d'état de contrôler les faits et gestes de ces entreprises ? Effectivement, ce que nous découvrons c'est que les données de mortalité publiées par des investigateurs sponsorisés (ou par le sponsor lui-même) ne sont pas systématiquement vérifiées. Ainsi les seules données vraiment solides en recherche clinique, solides parce que vérifiables, ne sont pas toujours vérifiées. Quand sont-elles vérifiées ? Qui décide si il faut vérifier ou pas ? Qui sait s'il y a vérification ou pas ? Si les données de mortalité, données simplissimes puisqu'il s'agit de savoir si un individu est vivant ou mort, ne sont pas vérifiées, qu'en est-il de toutes les autres données médicales qui, elles, nécessitent une réelle expertise ? Qu'en est-il des effets indésirables potentiellement très toxiques des médicaments testés ? Concernant les complications cardiaques, par exemple, seuls de bons cardiologues expérimentés dans la gestion des essais cliniques peuvent expertiser la réalité de celles survenant dans un essai et les classer de façon correcte. Des comités de validation et de classification des complications cardiaques sont créés pour chaque essai. Or, qui est responsable de la vérification de ces données ? Le sponsor. Et les agences de contrôle comme la FDA n'ont pas les moyens de le faire.

CHAPITRE 3

PRÉAMBULE À LA DÉMONSTRATION

POUR MONTRER LA FALSIFICATION DE DONNÉES TECHNIQUES comme celles concernant les statines, il faut évidemment procéder à une analyse très technique, donc difficile à présenter à des lecteurs non professionnels. Une autre difficulté vient du fait que s'il y a des faussetés, tout n'est pas faux. Les plus grands faussaires savent qu'il faut mettre beaucoup de vrai pour faire admettre un peu de faux, même à des personnes peu crédules. Or, il suffit parfois de peu de choses (une discrète manipulation de chiffres) pour qu'un essai clinique négatif devienne positif. Et que l'on puisse crier au miracle !

D'autre part, la démonstration de discrètes manipulations de chiffres est difficile à faire en l'absence de documents originaux inaccessibles. Une solution est d'examiner seulement des chiffres très difficilement manipulables, par exemple la mortalité, et laisser tous les autres chiffres de côté. C'est la méthode que je préfère puisque les chiffres de mortalité sont vérifiables. Ceci dit, pour chaque essai publié dans la période qui précède l'affaire du Vioxx (entre 1994 et 2004), on peut dire qu'il y a deux versions des faits :

• la version de l'époque de la publication où, comme la majorité des experts, je valide les essais sans savoir que tout est possible de la part des investigateurs et des sponsors, et sans savoir non plus qu'il n'y a aucune vérification systématique des données publiées ;

• et puis, il y a une version récente (entre 2007 et 2008) où je relis méticuleusement chaque article et constate que j'aurais dû dès leur publication (mea culpa !) avoir des doutes.

En fait, mes soupçons étaient anciens et j'avais essayé à plusieurs reprises d'obtenir des explications ou des précisions auprès des auteurs des articles ou auprès des éditeurs des revues scientifiques ; mais j'ai été systématiquement confronté à une fin de non recevoir, c'est-à-dire au mutisme total des gens que je questionnais. L'affaire Vioxx n'ayant pas encore éclaté, mes interlocuteurs se croyaient tout permis, et étant moi-même d'un naturel plutôt bienveillant (et peu de voix discordantes se faisant entendre), j'ai laissé passer les choses et couler le temps ... jusqu'à l'affaire du Vioxx, qui m'a réveillé ; sans parler des douloureux rappels des affaires Enhance et *Ghostwriting*.

Je ne vais évidemment pas décrire les deux versions de chaque essai en détail, ni faire une critique de chaque aspect technique défaillant qui suggère des manipulations. Pour les lecteurs qui auraient des doutes quant à ma façon d'analyser les choses, j'ai regroupé dans des annexes dédiées « aux lecteurs curieux et aux professionnels » quelques éléments techniques de mes analyses.

Il ne s'agit pas de chercher des poils sur un œuf, il s'agit de vérifier la concordance des chiffres entre eux, leur crédibilité vis-à-vis de la clinique et surtout leur reproductibilité. Si ces critères de qualité sont absents ou suspects, l'existence de conflits d'intérêt majeurs et l'omniprésence des sponsors doivent nous conduire à penser, sans indulgence cette fois-ci, qu'il y a probablement manipulation. Et conformément au principe de précaution (car il s'agit de soins chroniques à des sujets fragiles), je pense qu'il faut rejeter ces rapports sans indulgence.

Finalement, au chapitre 8, je propose une synthèse de toutes ces données pour que les lecteurs saisissent les contradictions qui parsèment cet historique. Dans toute analyse scientifique, les contradictions observées ne doivent jamais passer par pertes et profits. C'est un aspect important de la démarche scientifique. Les contradictions ne sont pas des ennuis pour les chercheurs mais au contraire des sources de progrès des connaissances car il faut expliquer scientifiquement ces contradictions, c'est-à-dire les intégrer à la théorie prévalente. Si la théorie n'explique pas ces contradictions et si aucune défaillance technique n'apporte d'explication alternative, il faut admettre que la théorie est fausse.

Afin de simplifier l'histoire des statines, je vais commencer par la fin, par les essais publiés dans après-Vioxx et qui correspondent aux troisième et quatrième vagues d'assaut. Cette période est de loin la plus informative et, pour la plupart des lecteurs, se suffirait à elle-même. Je reviendrai ensuite aux deux premières vagues d'assaut (à l'avant-Vioxx, et bien qu'elles apportent peu sur le fond) afin qu'aucun contestataire ne vienne prétendre que j'ai voulu faire l'impasse sur des données qui semblaient contredire ma vision de cette histoire.

CHAPITRE 4

LA TROISIÈME VAGUE D'ASSAUT DES STATINES (2005-2007)

La troisième vague d'assaut des statines va impliquer des patients particuliers, principalement des patients ayant survécu à un accident vasculaire cérébral (on dit AVC), des patients diabétiques et des patients avec insuffisance cardiaque qui est le stade ultime de toutes les maladies du cœur, en particulier après un infarctus du myocarde. Ces trois catégories de patients devaient, en raison de l'importance du risque de complications cardiaques qu'ils encourent, profiter au maximum de la diminution du cholestérol et du traitement par une statine. Les essais conduits chez ces patients nous intéressent donc particulièrement car aucune autre circonstance clinique ne permettait de vérifier de façon aussi « pure » la théorie du cholestérol et l'efficacité supposée des statines. Ces essais que je vais rapidement présenter ont été lancés avant l'affaire du Vioxx (période où les sponsors se sentent libres) mais ont été publiés après (période où les sponsors se savent surveillés). Terrible dilemme pour les sponsors et leurs alliés. Les publications de ces essais sont marquées du fer rouge de ces circonstances : les chiffres montrent qu'ils sont négatifs mais les interprétations et commentaires des auteurs et des éditorialistes disent qu'ils sont positifs ! Peut-on appeler ça mensonge ? Propagande ? Comme la majorité de mes lecteurs ne sont pas intéressés par des colonnes de chiffres, je vais concentrer les aspects techniques de ma présentation des essais dans des encadrés et des annexes.

STATINE CONTRE AVC

L'essai SPARCL (pour *Stroke Prevention by Agressive Reduction in Cholesterol Levels*) est organisé dans un contexte médical et scientifique très ambigu. Une difficulté vient de ce qu'on n'arrive pas à décider si un cholestérol élevé augmente le risque d'AVC. Certaines études ne montrent aucune association statistique tandis que d'autres montrent une faible association et les scientifiques se disputent âprement à ce propos. La majorité des experts des statines évacuent cette question avec une pirouette en disant que puisque les patients avec AVC succombent généralement d'infarctus (plutôt que de leur AVC), diminuer leur cholestérol ne peut être que favorable puisqu'ils ont admis comme un dogme que les statines diminuaient la mortalité par infarctus – ceci est faux évidemment (annexe 1).

SPARCL est, à ce jour, le seul essai organisé spécifiquement pour tester l'effet des statines et de la diminution du cholestérol sur le risque d'AVC. SPARCL est donc un essai de référence. Il est organisé par Pfizer. Seul un puissant industriel peut assumer la logistique d'un essai impliquant plus de 200 centres cliniques. Surtout, seul un industriel ayant un objectif commercial (et marketing) patent peut souhaiter organiser un essai de cet envergure sur des bases médicales et scientifiques aussi fragiles (voir l'annexe 2). Le but de cet essai était de tester si une diminution radicale du cholestérol avec 80 mg d'atorvastatine peut diminuer le risque d'AVC chez des patients ayant déjà présenté un AVC. Près de 5 000 patients ont été tirés au sort pour recevoir le traitement ou le placebo et ont été suivis pendant 5 ans. La diminution du cholestérol était de 30 % environ dans le groupe traité.

De multiples problèmes techniques sautent aux yeux, notamment la réalisation de sept analyses intermédiaires (sans raison valable), l'exclusion de patients pour des motifs obscurs et des changements dans le plan d'analyse qui laissent perplexe. Les résultats cliniques, quoiqu'en dise la propagande éhontée des auteurs de l'article et de nombre d'éditorialistes, sont négatifs. Dire le contraire est un mensonge. Cela saute aux yeux de n'importe quel statisticien ou expert des essais cliniques. Je discute cette analyse des investigateurs dans l'annexe 2.

Comment a-t-on pu conclure, de façon unanime dans les médias spécialisés, que SPARCL était positif ? Je n'ai pas de réponse, mais il s'agit de désinformation.

L'essai est aussi discrédité par la description des effets indésirables dans cet essai car il est difficile de croire pour tout médecin praticien que l'atorvastatine (80 mg) n'ait pas donné plus d'effets indésirables qu'un banal placebo.

Y a-t-il d'autres essais ayant examiné une stratégie anti-cholestérol, y compris des statines, pour la prévention des AVC, et qui auraient permis de vérifier SPARCL ?

Non, il n'y a pas d'autres essais dont les résultats auraient pu être comparés à ceux de SPARCL. Ce que nous avons ce sont des analyses de sous-groupes, donc à prendre avec les plus grandes précautions. Il n'y a aucun intérêt à regarder les résultats des essais pour lesquels nous avons des forts soupçons de biais, comme HPS ou ASCOT (page 180). On pourrait éventuellement s'intéresser aux résultats d'essais impliquant des patients âgés (PROSPER) ou hypertendus (ALLHAT, pas de sponsor) parce que le risque d'AVC est élevé dans ces catégories de la population. Dans ALLHAT, les auteurs ont compté 231 et 209 AVC dans les deux groupes (différence non significative) et dans PROSPER, les chiffres sont de 135 et 131, donc aucune différence à nouveau.

Il n'y a donc aucune donnée scientifique solide justifiant de diminuer le cholestérol, ou prescrire une statine, pour diminuer le risque d'AVC.

STATINE ET DIABÈTE : LES ESSAIS CARDS, 4D ET ASPEN

Il existe un contraste saisissant entre les données scientifiques existantes et les clameurs de certains experts qui disent que tous les diabétiques de plus de 40 ans devraient être traités avec une statine. Je crois que les patients diabétiques sont aujourd'hui les victimes d'une véritable machination qui déshonore la médecine et la recherche médicale. Voyons les faits.

L'hypothèse initiale, partagée par la majorité des diabétologues, était que chez les diabétiques, la diminution du cholestérol ne peut être que bénéfique puisque ces patients ont un risque élevé d'infarctus et de décès cardiaque. C'est de maladie du cœur que meurent les diabétiques, et pas du diabète.

Selon ces experts, la diminution du cholestérol est d'autant plus efficace que le risque cardiaque est plus élevé. Par exemple, puisque le diabète et l'insuffisance rénale augmentent le risque d'infarctus, un diabétique qui est aussi insuffisant rénal devrait profiter au maximum d'une réduction du cholestérol, surtout avec une statine.

En fait, seulement trois essais avec tirage au sort ont testé de façon rigoureuse l'hypothèse que la diminution du cholestérol est bénéfique pour les diabétiques. Les autres données disponibles sont celles d'analyses de sous groupes constitués de façon aléatoire sans tirage au sort rigoureux. L'utilisation de méta analyses pour pallier ces faiblesses n'arrange rien. La règle primordiale de l'essai clinique (tirage au sort) n'étant pas respectée, ces données doivent être délaissées pour les médecins souhaitant pratiquer une médecine scientifique.

Le premier essai sérieux publié s'appelle CARDS et il semble sérieusement biaisé. Ses résultats sont au minimum suspects et demanderaient confirmation (lire encadré).

Deux nouveaux essais conduits exclusivement chez des diabétiques vont être publiés en 2005 (4D) et 2006 (ASPEN), dont les conclusions vont dans un sens diamétralement opposé à celles de CARDS (annexe 3). Ces deux essais arrivent dans l'après-Vioxx, leurs promoteurs sont très prudents, les chiffres sont cohérents. Ils sont tous les deux totalement négatifs et suggèrent que CARDS était effectivement biaisé, probablement en relation avec un arrêt prématuré, disons même précipité.

Finalement, l'ensemble des données scientifiques solides indique clairement que les statines, ou la diminution du cholestérol, n'apportent rien aux diabétiques.

Comment cette évidence peut ne pas être reconnue par les experts ? La question du diabète et des statines est une extraordinaire illustration du degré de désinformation qui existe dans ce milieu professionnel. Le 12 Janvier 2008, le *Lancet* publie sous la plume des épidémiologistes d'Oxford, les résultats d'une analyse cumulée de 14 essais impliquant des diabétiques de façon circonstancielle. En effet, parmi les 14 essais servant à cette méta analyse, 13 sont des extractions d'analyses de sous groupes et un seul (CARDS) apportent des données comportant un tirage au sort parmi des diabétiques. 4D et ASPEN qui comportaient aussi un tirage au sort parmi des diabétiques, auraient dû être inclus dans cette analyse. Ils ont été oubliés !

Autrement dit, pour défendre leur théorie, les experts d'Oxford incluent des données de mauvaise qualité et ils oublient des données de haute qualité qui vont à l'encontre de leur hypothèse. Quelle rigueur ! Il est incompréhensible que les éditeurs du *Lancet* publient de tels manquements à l'intégrité scientifique. Il est aussi étonnant qu'aucun diabétologue ne réagisse.

CARDS OU COMMENT RENDRE UN ESSAI ININTERPRÉTABLE

CARDS (pour *Collaborative Atorvastatine Diabetes Study*) est publié en 2004 dans le *Lancet*. Nous sommes donc dans l'avant-Vioxx. Le sponsor est Pfizer et il est omniprésent. Il est clairement écrit dans l'article que la logistique de l'essai est totalement assurée par le sponsor. Près de 3 000 patients diabétiques ont été tirés au sort pour recevoir soit un placebo soit de l'atorvastatine 10 mg. La réduction moyenne du cholestérol est d'environ 26 %. Les résultats cliniques de l'essai sont présentés comme extraordinairement positifs avec une diminution de 36 % des complications coronariennes. Pourtant l'effet sur la mortalité n'est pas significatif rendant les conclusions des auteurs très prématurées.

Un autre problème est l'interruption de l'essai avant le terme planifié dans le protocole. Comment être sûr que le Dr Hasard ne nous a pas joué un mauvais tour dans cet essai puisque nous sortons (volontairement) du cadre strict qui nous aurait permis de contrôler l'effet du hasard ? Le sponsor est-il au-dessus de tout soupçon en adoptant ces procédures accélérées ? S'agit-il d'un viol prémédité d'une règle basique de l'essai clinique ?

Malgré ces graves questions et alors qu'un minimum de prudence aurait été d'attendre la confirmation des données de CARDS, la diabétologie mondiale va se lancer dans une véritable frénésie de prescription systématique de statines aux diabétiques. Etait-ce prématuré, voire inconséquent, vu les doutes à propos des résultats bénéfiques de CARDS et la toxicité potentielle des statines ? Pas aux yeux des experts du diabète qui sont unanimes. L'avenir va leur donner tort, et ils ne s'en sont pas encore remis.

STATINE ET INSUFFISANCE CARDIAQUE : L'ESSAI CORONA

CORONA (pour *Controlled Rosuvastatin Multinational Trial in Heart Failure*) est le premier essai testant rationnellement une statine dans l'insuffisance cardiaque avec l'espoir d'un ralentissement de la maladie et d'une diminution de la mortalité.

Techniquement, je n'ai pas de critique importante à propos de CORONA sinon que le sponsor fut très présent. Mais, comme l'essai est négatif, je suppose qu'il n'a pas influencé le déroulement de l'essai. Les auteurs relativisent leurs mauvais résultats en soulignant que l'essai concerne des patients âgés (ce qui sous-entend qu'il ne faut surtout pas extrapoler les résultats à d'autres classes d'âge), ce qui est vrai ; mais ils sont très représentatifs de nos patients insuffisants cardiaques en général puisque c'est une pathologie de fin de vie ou de bout de course de la majorité des pathologies cardiovasculaires, notamment les maladies des coronaires et l'hypertension artérielle. Autrement dit, en dehors de cas particulier, nos patients insuffisants cardiaques ont le plus souvent plus de 60 ans. Minimiser les résultats de CORONA sous prétexte que les patients ont plus de 60 ans est un mauvais procès. L'essai CORONA nous apporte donc des renseignements importants pour nos insuffisants cardiaques habituels, mais aussi pour les seniors en général, et encore aussi pour tous les patients survivants d'un infarctus puisque la majorité de nos insuffisants cardiaques le sont devenus à la suite d'un infarctus. C'est donc un essai particulièrement informatif qui permet de tester la théorie du cholestérol dans plusieurs circonstances cliniques qui se cumulent.

CORONA montre sans ambiguïté qu'il n'y a aucune raison de prescrire une statine ou diminuer le cholestérol chez des insuffisants cardiaques.

Le public et aussi les professionnels, que l'on tarde à informer de manière claire, n'ont pas encore compris qu'avec des résultats tels que ceux-là, c'est toute la théorie du cholestérol qui doit être

CHOLESTÉROL ET INSUFFISANCE CARDIAQUE

Au cours des années 2003-2007, certains cardiologues (sous influence) se sont mis à penser qu'il fallait traiter les patients insuffisants cardiaques avec une statine.

L'insuffisance cardiaque, quelle que soit sa cause, est une maladie cardiaque autonome qui n'a rien à voir, au moins en apparence, avec le cholestérol. Pire, certaines données laissent penser que plus le cholestérol est bas et plus le pronostic est mauvais à court terme. La diminution du cholestérol chez les insuffisants cardiaques annonce l'entrée dans une phase compliquée (terminale) de la maladie que certains ont appelée cachexie cardiaque. Il aurait pu paraître dangereux, en conséquence, de produire chimiquement cette diminution du cholestérol.

En l'absence d'essai clinique testant l'hypothèse que diminuer le cholestérol est bénéfique pour les insuffisants cardiaques, pourquoi les cardiologues se sont-ils collectivement engagés dans une pratique privée de toute base scientifique ? Une fois de plus, le délire collectif est venu de méta analyses réalisées à partir de données extraites d'essais antérieurs dans lesquels les insuffisants cardiaques n'étaient que des patients parmi d'autres avec des pathologies diverses. En conséquence la présence du Dr Hasard pouvait réserver de multiples surprises. A la grande satisfaction des défenseurs de statines, les méta analyses racontèrent qu'il fallait absolument traiter les insuffisants cardiaques avec une statine.

Je répète ici qu'aucune méta analyse (encore plus si elle est conduite sur des sous groupes non tirés au sort) ne peut se substituer à un essai clinique bien conduit. Je n'aurai pas la cruauté de répéter toutes les bêtises que j'ai pu lire entre 2003 et 2007 à ce propos sous la plume d'experts.

remise en question, et notamment le principe dogmatique qu'après un infarctus il faille traiter systématiquement les patients avec une statine. Beaucoup de médecins pensent que ces patients insuffisants cardiaques sont des cas particuliers peu représentatifs du risque lié au cholestérol. En France en particulier, les médias médicaux participent à la désinformation des médecins avec des articles qui insistent plus sur l'absence d'effets néfastes de la statine dans CORONA que sur l'absence totale de bénéfice et son corollaire immédiat qui serait l'arrêt immédiat de ce médicament inutile, coûteux et toxique chez les insuffisants cardiaques.

Par exemple, dans son numéro 2430, du 30 novembre 2007, *Le Généraliste* (un journal auquel de nombreux médecins sont abonnés) titre : « *La prescription systématique de statines chez des patients âgés* » … [l'éditorialiste donne les résultats négatifs mais conclut : … « *La rosuvastatine apporte néanmoins la preuve de sa sécurité d'emploi* », autrement dit : prescrivez quand même !]. Cette désinformation des médecins généralistes par un média professionnel explique en partie la sur-prescription de ces médicaments par les médecins qui le font le plus souvent en toute bonne foi. Il est également stupéfiant d'entendre des visiteurs médicaux vanter les mérites de la rosuvastatine en prétendant que le but de l'essai CORONA n'était pas de montrer des effets bénéfiques, mais de vérifier qu'il n'y avait pas d'effet négatif chez les insuffisants cardiaques. De belles sornettes !

LEÇONS DE LA TROISIÈME VAGUE D'ASSAUT DES STATINES

Cette série d'essais s'adressait à des patients à haut risque, diabétiques, AVC et insuffisants cardiaques. Les experts prétendaient que plus le risque est élevé et plus le bénéfice des statines est important. Tous sont des échecs retentissants. C'est pourquoi il était important de les présenter en premier. Ces essais démontrent que ni une diminution importante du cholestérol, ni les effets dits pléiotropes des statines, n'ont d'effet bénéfique sur un large panel de patients à haut risque. Aucune donnée scientifi-

CORONA, L'ESSAI QUI DIT TOUT, MAIS QU'ON NE VEUT PAS VOIR

Les résultats de l'essai CORONA sont publiés dans le *New England Journal of Medicine* à la fin de l'année 2007. Plus de 5 000 patients insuffisants cardiaques d'au moins 60 ans ont été enrôlés dans 371 centres de 19 pays différents. Ils ont été tirés au sort pour recevoir un placebo ou la statine. L'essai n'a pas été arrêté prématurément mais des analyses intermédiaires ont été programmées, sans justification apparente.

On note une diminution de près de 45 % du mauvais cholestérol. Pour les complications cliniques, il n'y a aucune différence entre les deux groupes avec 487 et 488 décès cardiaques dans le groupe statine et le groupe placebo, 316 et 327 morts subites et 193 et 191 épisodes d'aggravation de l'insuffisance cardiaque (avec hospitalisation) sur une période de 34 mois environ. La mortalité totale n'est pas différente dans les deux groupes avec 728 et 759 décès. Il n'y a aucune différence en fonction de la cause de l'insuffisance cardiaque. Autrement dit, les coronariens ne bénéficient d'aucune protection particulière comme on aurait pu l'espérer si on croit à la théorie selon laquelle le cholestérol est la principale cause de l'infarctus. Cet essai montre donc que la diminution du cholestérol, ou la prescription d'une statine, n'a eu aucun effet bénéfique chez ces patients : pas d'amélioration de l'espérance de vie et pas moins de mort subite. Ces données renvoient dans les cordes tous ceux qui prétendaient le contraire sur des bases scientifiques erronées, des méta analyses notamment.

que n'autorise aujourd'hui de prescrire une statine à des diabétiques, à des insuffisants cardiaques, ou pour empêcher les AVC. Il est urgent que les administrations concernées et responsables réunissent des comités d'experts indépendants afin qu'une information libre soit délivrée aux médecins et au public. L'ensemble de ces données ne laissent pas de doute quant aux mensonges et à la propagande qui nous ont été imposés au cours des quinze dernières années. Pourquoi cette absence totale de réaction des professionnels et des médias, notamment en France ? Pourquoi ce refus de la réalité ?

Le Titanic commençait à pencher du côté où il allait couler que les lumières de la salle de danse brillaient de tous leurs feux et les couples valsaient encore …

MÉFIEZ-VOUS DES MÉTA ANALYSES

Dans ces trois pathologies particulières (diabète, AVC et insuffisance cardiaque), les experts avaient proclamé que les statines faisaient des miracles. Ils le disaient sur la base de multiples méta analyses dont les conclusions ont été totalement contredites par les essais que je viens de décrire. Pourquoi de telles discordances entre les méta analyses et les essais cliniques ? S'agit-il de manipulations statistiques ? Les méta analyses sont-elles de mauvaises techniques ou de bonnes techniques mal utilisées ? Il y a un peu tout ça sans doute, avec des variations d'une équipe à l'autre. Mais ce que nous devons en déduire pour la suite de notre parcours dans le dédale des essais cliniques testant les statines, c'est qu'il ne faut pas faire confiance aux conclusions des méta analyses qui nous ont systématiquement induit en erreur. Les méta analyses sont devenues, jusqu'à preuve du contraire et dans le contexte des statines, des outils du mensonge et de la propagande !

CHAPITRE 5

LA QUATRIÈME VAGUE D'ASSAUT : ILLUMINATION !

CETTE VAGUE EST LA PLUS RÉCENTE. ELLE A PRIS SON ÉLAN au début des années 2000. À voir les premiers essais cliniques qui nous arrivent depuis 2007, elle a toutes les chances de se transformer en vaguelette. Mais, connaissant l'imagination des faussaires et la crise que traverse l'industrie du médicament, l'avenir nous réserve sans doute quelques surprises et incongruités. Voyons déjà Illuminate.

L'essai Illuminate (publié en novembre 2007 dans le *New England Journal of Medicine*) ne laisse plus beaucoup de doute sur la stratégie horrible qui prétend qu'il faille additionner les traitements chimiques anti-cholestérol pour protéger son cœur et sa santé. L'essai Illuminate est basé sur le principe que s'il est important de diminuer le mauvais cholestérol avec les statines, il est aussi très important d'augmenter le bon. Cet essai s'inscrit donc bien dans la problématique de la théorie du cholestérol. Le bon cholestérol HDL n'a, à mon avis, aucune responsabilité dans l'infarctus, mais qu'importe, puisque la chimie du médicament a réussi à produire des molécules capables d'augmenter le bon HDL, les experts vont monter un essai clinique pour démontrer qu'une augmentation chimiquement induite du HDL protège le cœur contre l'infarctus. La molécule testée est le torcetrapib et le sponsor est l'américain Pfizer qui est omniprésent dans l'essai. A voir dans la publication la longueur de la liste des déclarations de conflits d'intérêt des intervenants, on comprend que dans Illuminate tout se passe entre amis.

TORCETRAPIB

Ce médicament a la propriété d'inhiber un enzyme, la CETP. Certaines familles japonaises sont déficientes en cet enzyme, et elles ont des taux de cholestérol HDL très élevés. Selon certains experts, ces familles seraient protégées de l'infarctus grâce à leur déficience, quoique cette dernière affirmation ne soit pas documentée (absence de données épidémiologiques solides). On sait fort bien (et là les études épidémiologiques sont formidables, une fois n'est pas coutume) que les Japonais sont protégés de l'infarctus par leur mode de vie, et pas par leurs gènes. Les études de migrants (du Japon à Hawaï, puis de Hawaï à la Californie, une traversée du Pacifique en deux ou trois générations et une quasi égalisation du risque des japonais migrants avec celui des californiens) sont très claires sur ce point.

On notera sans ironie qu'un des principaux arguments en faveur de ce médicament aura été son effet spectaculaire sur l'athérosclérose du lapin. Je ne plaisante pas ! On notera aussi (je ne plaisante toujours pas) que l'étude des effets des inhibiteurs de la CETP aura été essentiellement conduite sur des rongeurs qui justement, et contrairement à l'homme, n'ont pas de CETP.

Comme l'essai Illuminate est totalement négatif (comme je vais le décrire), cela nous donne une idée assez exacte de la valeur de l'expérimentation animale pour prédire l'efficacité d'un nouveau traitement chez l'homme.

Encore une fois, je ne plaisante pas ! Je renvoie les lecteurs à mes commentaires sur les modèles animaux de maladies cardiovasculaires (page 55). Ils devraient apprécier encore plus la relecture.

Illuminate est un énorme essai incluant plus de 15 000 patients à risque élevé de décès cardiaque (recrutés dans 260 cliniques dans 7 pays différents) et tirés au sort pour recevoir soit de l'atorvastatine plus du torcetrapib soit de l'atorvastatine plus un placebo. On est donc bien dans le monde des statines, mais l'addition de puissants médicaments à fortes doses évoque plus la chimiothérapie intensive qu'une stratégie préventive !

PREMIÈRE SURPRISE : LE RÉSULTAT DU TIRAGE AU SORT

La lecture attentive des résultats du tirage au sort, la comparaison des deux groupes au moment de démarrer le traitement, est surprenante. Malgré l'importance de la population recrutée, on voit que les deux groupes ne sont pas équivalents. Il y a moins de diabétiques, moins d'hypertendus et surtout beaucoup moins de patients avec antécédents d'AVC transitoire (311 contre 405) dans le groupe torcetrapib qui donc présente un moindre risque de complications cardiovasculaires que le groupe témoin qui reçoit seulement l'atorvastatine. L'essai était donc biaisé dès le départ et en faveur de l'hypothèse du sponsor ! Il y a d'autres asymétries entre les groupes inexplicables en cas de tirage au sort correctement exécuté. A l'évidence, nous baignons dans des eaux troubles.

UN EFFET MAGIQUE SUR LE BON ET LE MAUVAIS CHOLESTÉROL

Les résultats sur les lipides sont impressionnants puisque on obtient une réduction de 25 % du mauvais cholestérol LDL (qui s'additionne à la réduction due à la statine) et une augmentation de 72 % du bon cholestérol HDL dans le groupe torcetrapib par rapport au placebo. Si on croit à la théorie du cholestérol, on est en droit d'attendre une protection clinique maximale.

Une large différence va rapidement apparaître entre les deux groupes effectivement, mais pas du tout dans le sens attendu par les experts du cholestérol. Au contraire. En effet, bien que le groupe torcetrapib soit à moindre risque de complications du fait d'un tirage au sort biaisé, c'est dans ce groupe que l'on voit apparaître le plus de complications et le plus de décès, et cela rapidement. Après un suivi moyen de 550 jours, le sponsor décide d'arrêter l'essai. La principale raison est un excès de décès dans le groupe torcetrapib (93 décès contre 59). Les complications cardiovasculaires sont aussi plus fréquentes dans le groupe torcetrapib. Cette décision est prise de façon précipitée et unilatérale par le sponsor en décembre 2006. Il n'y eut aucune discussion avec les investigateurs sur le terrain qui jusqu'en octobre 2006 continuaient de parader sur quelques estrades en annonçant les futurs résultats extraordinaires de Illuminate. Pourrait-on avoir une plus belle démonstration que les essais cliniques modernes sont l'affaire exclusive du sponsor et que les investigateurs sur le terrain sont des marionnettes.

L'essai Illuminate donne la nausée car il y a eu des victimes, des patients qui ont fait confiance et ont accepté de rendre service à la science. Elle donne l'impression que les patients ont été traités comme des cobayes. Concernant les aspects scientifiques, le mieux est de s'en tenir aux faits :

- une augmentation massive du bon cholestérol n'a eu aucun effet ;
- une diminution substantielle du mauvais cholestérol n'a pas eu plus d'effet.

Tout ceci laisse penser que ces effets spectaculaires sur le cholestérol sont négligeables cliniquement, voire toxiques.

Pour une diminution comparable (25 % environ) du cholestérol, les essais de l'avant-Vioxx (par exemple, l'essai 4S décrit page 168) avaient montré des effets quasi miraculeux ! Que reste-t-il de 4S après Illuminate ? Il nous faut conclure que la théorie du cholestérol, de même que les défenseurs de ladite théorie, ne sont pas très sérieux.

UN AGENDA TROUBLANT

Une autre façon d'examiner les relations entre le sponsor et les investigateurs est de regarder l'agenda des publications décrivant les effets du torcetrapib sur des paramètres autres que la mortalité. La chronologie est plus que démonstrative.

Décembre 2006 : arrêt de l'essai Illuminate et information des patients, des médias, et accessoirement des investigateurs. Sans information claire au public.

Mars 2007 : le torcetrapib n'a pas d'effet sur la progression de l'athérosclérose par la mesure ultrasonique de la paroi des artères carotides (Etude Radiance 1).

Avril 2007 : le torcetrapib n'a pas d'effet sur la progression de l'athérosclérose par la mesure ultrasonique de la paroi des artères coronaires (Etude Illustrate).

Novembre 2007 : publication de la totalité des résultats.

Il est évident que la chronologie aurait dû être inversée : on aurait d'abord dû évaluer les effets sur l'athérosclérose, ce qui requiert des nombres limités de patients, et ensuite tester son effet sur la mortalité qui nécessite des milliers de patients, et ce seulement à condition que les études préliminaires aient montré un effet sur l'athérosclérose.

La publication *a posteriori* des études ultrasoniques suggère que les investigateurs se sont abstenus de publier leurs résultats dans l'attente de connaître les premiers résultats de l'essai clinique sur la mortalité. Ces résultats a posteriori n'ont donc strictement aucune valeur scientifique. C'est pour moi affligeant d'appartenir à une corporation professionnelle où la rigueur et l'intégrité sont devenues aussi aléatoires.

Concernant ses aspects médicaux, l'essai Illuminate suggère, outre que la théorie du bon et du mauvais cholestérol est fausse, que la stratégie préventive chimique consistant à additionner des médicaments chez le même patient pour optimiser les chiffres du cholestérol est absurde. Les investigateurs d'Illuminate ignorent visiblement qu'en médecine humaine on ne traite pas des chiffres mais des patients de chair et d'os !

Ce qu'Illuminate suggère surtout c'est que cette chimiothérapie ne peut pas être efficace car les toxicités des molécules s'additionnent, et de façon inéluctable s'additionnent les effets cliniques indésirables. Les patients se prêtant à la recherche dans Illuminate ont été trompés et empoisonnés par des apprentis sorciers (annexe 4).

Je recommande aux patients de s'abstenir de participer à ces recherches. J'abjure les comités d'éthique de ne pas autoriser des essais avec de nouveaux produits équivalents à celui testé dans Illuminate.

CHAPITRE 6

LA PREMIÈRE VAGUE D'ASSAUT DES STATINES (L'AVANT-VIOXX 1990-2000)

Il est maintenant temps d'un rapide retour sur l'avant-Vioxx. C'est l'objet des deux chapitres qui viennent. Les lecteurs sont en droit de considérer qu'après la lecture des chapitres 4 et 5, ils en savent assez désormais sur les statines et la théorie du cholestérol. Ceux qui n'ont plus d'illusion sur les bienfaits éventuels de cette approche chimique des maladies cardiovasculaires peuvent donc passer à la quatrième partie et mesurer l'importance des effets indésirables des statines.

En revanche, pour ceux qui se demandent comment toute une profession a pu se laisser tromper par ce tissu de mensonges et de propagande, une analyse supplémentaire s'impose, au moins pour ne pas se laisser prendre à nouveau ! Instruits de tout ce que nous avons appris dans l'après-Vioxx, nous pouvons en effet porter un regard neuf sur les essais publiés entre 1994 et 2005.

COMMENT AVONS-NOUS PU CROIRE AU MIRACLE ?

Certes nous ne pouvions pas imaginer que les nouveaux managers de la recherche se croyaient au-dessus des lois de l'intégrité scientifique et de l'éthique médicale. Certes, ils ont bénéficié de multiples complicités parmi les experts. Mais ne pouvions-nous pas discerner quelques traces de tromperies qui auraient dû donner l'alerte ? La tâche est ardue tant les indices sont rares. Dans le monde des faussaires, les meilleurs spécialistes laissent rarement des indices. C'est donc par des signes indirects, des incongruités chiffrées, des dissonances et selon le principe de l'analyse globale que nous allons essayer de déceler les irrégularités de procédure et les mensonges.

Faire le tour de la question, analyser chaque essai en détail, nécessiterait des centaines de pages. Je l'ai fait évidemment car c'était indispensable à mon enquête. Mais je n'en donnerai que quelques extraits et laisserai aux lecteurs sceptiques le soin d'aller par eux-mêmes vérifier mes dires dans les articles originaux ou dans les encadrés et les annexes que je leur ai rédigé.

Mon exposé va peut-être donner l'impression que je vois le mal partout et que je ne suis pas objectif. J'ai conscience de cette difficulté mais je répondrai que c'est la loi du genre : un résumé de réquisitoire ne peut évidemment pas faire la part belle à la défense. De toute façon, le paysage est tellement consternant, qu'il laisse peu de place au doute. Pour cette seconde partie de l'histoire des statines, je vais remonter dans le temps, au temps des premiers rapports dithyrambiques sur le miracle des statines.

Le premier essai important se nomme 4S pour *Scandinavian Simvastatin Survival Study*. Les résultats, publiés dans le *Lancet* en 1994 révèlent que la simavastatine (le Zocor de Merck) a un extraordinaire effet protecteur chez les patients cardiaques avec une diminution de la mortalité cardiaque atteignant 30 % (encadré). Malheureusement, cette étude comportait un certain nombre de défauts techniques et irrégularités de procédure rendant ses résultats plus que douteux.

4S OU LE « MIRACLE ANNONCÉ »

L'essai 4S est le résultat d'une longue préparation et d'un suivi très minutieux de la part du sponsor de l'essai, l'américain Merck (prise en charge de toute la logistique, le monitoring et les analyses statistiques). Ceci est clairement dit par les investigateurs officiels qui signent la publication. 4 444 patients ont été tirés au sort et sélectionnés parmi plus de 7 000. La publication du *Lancet* décrit un extraordinaire effet protecteur de la simvastatine résultant d'une réduction de 25 % du cholestérol. Pour un effet anti-cholestérol légèrement supérieur à celui observé dans certains essais antérieurs notamment nutritionnels (entre 15 et 20 % de réduction du cholestérol), l'effet sur la mortalité est extraordinaire : réduction de la mortalité totale de 30 % et de la mortalité coronarienne de 42 %, alors que les essais antérieurs étaient totalement négatifs. Un vrai miracle ! Mais les scientifiques, en principe, ne croient pas aux miracles ! Pour y croire, il faudrait deux choses : d'une part une explication biologique cohérente (permettant d'expliquer pourquoi les essais antérieurs étaient négatifs), et d'autre part une reproduction de ce résultat dans une étude comparable. Aucune des deux conditions n'est remplie aujourd'hui. Aurions-nous pu déceler quelque supercherie dès 1994 ? Il est clair que le calcul de l'échantillon nécessaire à l'essai n'avait pas été réalisé correctement. Nous savons sur la base des connaissances de l'époque, qu'on n'avait pas besoin de 4 444 patients dans 4S. C'était donc un essai marketing plus qu'un essai testant une hypothèse scientifique claire. Un autre problème technique fondamental dans 4S fut les modalités de l'arrêt de l'essai. Ajouté au fait que le sponsor est le très suspect Merck et que les résultats sur la mortalité ne furent jamais reproduits dans aucun essai et on comprendra que 4S soit devenu pour moi un essai très douteux, en disant les choses gentiment. Je donne quelques autres éléments d'analyse dans l'annexe 5.

HYSTÉRIE COLLECTIVE

J'étais présent lors de la session du congrès annuel de l'*American Heart Association* où les résultats de 4S furent présentés pour la première fois en public. La salle était comble, à ma grande surprise, et à la fin de son intervention, le présentateur bénéficia d'une *standing ovation* prolongée comme s'il avait gagné un match de boxe ou une autre compétition sportive. Les gens se jetaient dans les bras les uns des autres comme pour la fête du nouvel an, bref on vivait une ambiance qui n'avait rien à voir avec le sérieux et la réserve que nécessite ce genre d'exercice scientifique. En 20 ans de carrière, où j'avais pourtant vu des progrès importants en médecine, je n'avais jamais vu une telle exaltation, presque hystérique. En fait, j'ai vite compris que comme aux plus beaux jours des spectacles de variétés sponsorisés, la salle était pleine d'invités du sponsor, y compris de journalistes accrédités et déplacés à grands frais pour la circonstance. Tous les débats qui suivirent la présentation ne furent qu'une suite ininterrompue de congratulations. Aucune critique, aucune réserve, aucune question malencontreuse, la salle avait été préparée ! C'était un miracle ! La conquête du marché de la cardiologie par les statines allait commencer. L'essai 4S était la première étape de cette marche qui s'annonçait triomphale.

PREMIERS BÉMOLS

Deux autres essais comparables à 4S, appelés CARE et LIPID furent conduits à la même époque mais avec la pravastatine (Elisor, Vasten). Le sponsor est omniprésent, les mêmes irrégularités techniques sont décelables mais les résultats sont contradictoires et beaucoup moins enthousiasmants qu'avec 4S (annexe 5). Nous avons donc à la fin des années 1990 trois essais en prévention

secondaire testant soit la simvastatine, l'essai 4S qui est suspect, soit la pravastatine (CARE et LIPID) avec des résultats contradictoires. L'ensemble n'est donc pas très convainquant.
Et pourtant…
Sous la pression de sociétés savantes sponsorisées par l'industrie, les cardiologues praticiens ne vont pas se poser tant de questions. A la fin des années 1990, ils vont se mettre à traiter systématiquement avec une statine tous les patients ayant survécu à une crise cardiaque. Et ils vont le faire sans aucune considération pour le niveau de cholestérol de chaque patient. De ce fait, le diagnostic d'hypercholestérolémie va perdre son sens puisque le code de bonne conduite sera désormais de prescrire une statine au même titre que l'aspirine ou le bêtabloqueur et de façon systématique. Le fait que la grande majorité des patients survivant d'un infarctus n'ait pas un cholestérol élevé ne va susciter aucune interrogation. Autrement dit, l'idée que « *plus le cholestérol est bas et mieux c'est pour ces patients* » était déjà dans toutes les têtes !

A L'ASSAUT DE LA PRÉVENTION PRIMAIRE

A la même époque exactement, d'autres essais vont être conduits en prévention primaire, donc sur des sujets indemnes de maladie cardiovasculaire. L'hypothèse est simpliste : si le cholestérol est le *serial killer* que l'on dit, il n'y a pas de raison que sa diminution ne soit pas efficace aussi en prévention primaire comme 4S l'a montré en prévention secondaire. Deux de ces essais (WOSCOPS et AFCAPS) doivent être retenus. Je n'en dis que quelques mots car AFCAPS est négatif et WOSCOPS est très critiquable techniquement, et de toute façon négatif en termes de mortalité.

Dans WOSCOPS, dont les résultats ont été publiés en 1995 (annexe 6), plus de 6 000 patients ont été tirés au sort pour recevoir de la pravastatine pendant 5 ans. La diminution du cholestérol était de 20 % environ. Malheureusement, environ 30 % des patients inclus dans l'essai vont disparaître avant la fin programmée de l'essai. Les raisons invoquées par les investigateurs pour expliquer ces abandons ne sont pas claires, mais c'est un biais tellement majeur que l'essai devient ininterprétable.

Dans AFCAPS dont les résultats sont publiés en 1998, plus de 6 000 patients ont été tirés au sort pour recevoir de la lovastatine pendant 5 ans, la diminution du cholestérol avoisinait 20 %. Il n'y avait aucune différence entre les deux groupes avec 152 décès dans le groupe traité et 145 dans le groupe placebo. La diminution du cholestérol étant comparable à celle observée dans WOSCOPS et l'essai n'étant pas biaisé par un taux d'abandon inacceptable, on peut dire que cet essai et WOSCOPS allaient globalement dans le même sens.

DÉFAITE

A la fin des années 1990, un bilan s'imposait. Des analystes de l'Université de Caroline du Nord vont faire en 2000 dans le *British Medical Journal* une synthèse des essais en prévention primaire par des médicaments en incluant la cholestyramine, le gemfibrozil (page 97) et les statines avec WOSCOPS et AFCAPS. Si on fait le total des décès enregistrés dans ces quatre essais, on compte 393 décès dans les groupes témoins et 371 dans les groupes dont le cholestérol a été abaissé, une différence dérisoire qui, médicalement, n'a pas de sens. Les analystes américains concluent que la diminution du cholestérol en prévention primaire n'a pas d'effet sur l'espérance de vie, et donc aucun effet bénéfique important pour la santé. Les essais avec des médicaments confirment donc les essais d'intervention nutritionnelle décrits page 105. Pris tous ensemble, ces résultats montrent que pour des réductions du cholestérol variant de 10 à 25 %, il n'y a **aucune protection** en prévention primaire, la situation de 90 % des Français qui actuellement consomment une statine. Il faut se rendre à l'évidence. Il ne sert à rien de diminuer le cholestérol d'individus en bonne santé, y compris chez ceux qui ont un cholestérol élevé et quel que soit l'âge des patients. Rien n'aurait dû remettre cela en question. Où est la médecine scientifique ? Serions-nous revenus 50 ans en arrière ?

POURQUOI CETTE DÉRIVE ?

Parce que les investigateurs et les sponsors ne raisonnent pas sur la mortalité. Selon eux, si les essais en prévention primaire n'ont eu aucun effet sur l'espérance de vie, ils prétendent avoir eu un effet sur l'infarctus non mortel qui constitue un mauvais paramètre car non-vérifiable. Et ce qui n'est pas vérifiable est falsifiable !

INFARCTUS NON MORTEL ET MORTALITÉ EN PATHOLOGIE CARDIOVASCULAIRE

Le risque de décéder à court terme lors d'un infarctus est d'environ 50 %. Si on avait vraiment moins d'infarctus dans ces essais, on aurait dû mécaniquement avoir moins de décès. Or on n'observe pas cela. Ce paradoxe apparent peut s'expliquer de deux façons. Soit le petit bénéfice sur l'infarctus a été annulé par les effets toxiques – et éventuellement mortels – des médicaments. Soit les données sur l'infarctus non mortel (les experts disent morbidité) n'étaient pas fiables. La dernière hypothèse est la plus probable car si les effets toxiques des statines sont réels (chapitre 8), ils sont plus torpides que fatals à court terme. La conclusion que nous aurions dû tirer de cette première vague d'assaut est évidente : qu'il s'agisse de biais (volontaires ou involontaires) ou qu'il s'agisse d'effets toxiques, ces médicaments n'apportent aucun bénéfice en prévention primaire.

NOUVELLES STRATÉGIES

Evidemment, pour les industriels des statines, cette situation n'était pas satisfaisante. Le marché de la prévention secondaire ne représente, par exemple en France, que quelques centaines de milliers de prescriptions. Il fallait beaucoup plus pour rentabiliser leurs choix stratégiques. Comment faire ? Plusieurs stratégies vont être développées. Puisque le marché de la prévention primaire leur était fermé, au moins transitoirement, les industriels et leurs experts vont essayer de convaincre les prescripteurs que certains groupes de patients indemnes (on reste donc en prévention primaire) doivent certainement profiter d'une diminution de leur cholestérol. Le choix va se porter sur les plus de 70 ans, qui constituent la classe d'âge payant le plus lourd tribut à l'infarctus, et sur les patients souffrant de pathologies à risque, comme l'hypertension artérielle et le diabète. Concernant le diabète, les lecteurs savent déjà que la stratégie visant à diminuer le cholestérol n'est pas efficace mais que tout va être fait pour faire croire le contraire (lire page 152). Concernant les seniors et l'hypertension, cette stratégie n'est pas efficace non plus et je vais le discuter dans les chapitres suivants.

CHAPITRE 7

LA DEUXIÈME VAGUE D'ASSAUT (2000-2005) : LES ILLUSIONS PERDUES

Cette nouvelle vague d'assaut dans les années 2000 va mettre en compétition féroce les industriels des statines avec d'un côté ceux qui voulaient conserver leurs parts de marché et de l'autre les nouveaux qui voulaient se faire une place au soleil. Les nouvelles statines étaient des molécules de synthèse prétendument plus efficaces que les anciennes avec de moindres dosages, donc moins d'effets secondaires prétendait-on. Les industriels vont tester ces médicaments aussi bien chez des malades que chez des personnes en bonne santé.

NOUVEAUX ESSAIS EN PRÉVENTION SECONDAIRE

Deux types d'essai vont être initiés pendant la période 2000-2005 :
• des essais chez des patients cliniquement stables (ils ont la maladie mais pas de crise cardiaque récente et pas de symptôme au moment de l'essai),
• des essais chez des patients instables (ils ont eu une crise cardiaque donc des symptômes très récemment).

Ces essais sont principalement organisés par un nouvel arrivant sur le marché des statines, l'Américain Pfizer. Celui-ci veut imposer une nouvelle statine, l'atorvastatine (Tahor). Pour assurer sa conquête, Pfizer va lancer plusieurs essais. Je vais en présenter un seul, le principal : l'essai IDEAL.

LES RÉSULTATS DE 4S SONT-ILS CONFIRMÉS ?

IDEAL est publié en 2005 (dans l'après-Vioxx) et nous intéresse particulièrement car le sponsor a eu l'ambition de comparer face à face sa statine (l'atorvastatine) avec la simvastatine (le Zocor testé dans 4S) dans les mêmes populations scandinaves et avec les investigateurs qui avaient déjà travaillé pour 4S. C'est donc une magnifique opportunité pour nous de vérifier les résultats de 4S avec comme question : est-ce qu'une diminution du cholestérol comparable à celle obtenue dans 4S avec des patients comparables va donner une protection semblable à celle observée dans 4S ?

Dans ce contexte de concurrence économique acharnée où tous les coups sont permis, Pfizer, le sponsor de l'essai, va faire très attention à ce qu'aucune faute technique ne lui soit reprochée par le défenseur (Merck) qui sera également attentif à ce que son produit ne soit pas défavorisé. Nous sommes ainsi dans des conditions techniques optimales, chacune des entreprises veillant aux irrégularités procédurières de l'autre. Pourtant, alors que les patients traités avec l'atorvastatine présentent des taux de cholestérol inférieurs de 30 % à ceux traités avec la simvastatine, aucune différence de mortalité n'est observée entre les deux groupes. Bref, les miracles de 4S ne sont pas confirmés dans IDEAL (annexe 7).

La même année 2005, un autre essai conduit par Pfizer chez des patients coronariens stables va venir enfoncer le clou. C'est l'essai TNT (*Treating New Targets*) qui est sous le contrôle total du sponsor (même les analyses statistiques sont réalisées par ses employés). Plus de 10 000 patients sont recrutés dans 256 centres cliniques qui reçoivent soit 10 mg soit 80 mg d'atorvastatine pendant 5 ans. La différence de méchant cholestérol (LDL) entre les deux groupes est de 34 %. Les résultats de TNT sont comparables à ceux de IDEAL pour la mortalité : 282 et 284 décès. Vu le nombre énorme de patients dans l'essai et le nombre important de décès enregistrés, il serait naïf de dire que la taille de l'échantillon n'était pas suffisante pour tester l'hypothèse selon laquelle plus on diminue le cholestérol, meilleure est l'espérance de vie. Il n'y a pas de différence significative non plus pour le nombre de décès cardiaques.

Le même type de résultat sera obtenu dans l'essai ALLIANCE lancé à la même époque par Pfizer pour tester la supériorité de l'atorvastatine sur ce que les investigateurs appellent « les soins habituels » prodigués aux patients coronariens américains (annexe 8).

Les résultats de ces trois essais (IDEAL, TNT et ALLIANCE) en prévention secondaire sont donc concordants en termes de mortalité (et incompatibles avec les données de 4S). Il y a une absence totale d'effet. On ne peut décemment pas faire comme s'ils n'existaient pas.

QUELLES LEÇONS TIRER DE CE FEU D'ARTIFICE D'ESSAIS NÉGATIFS ?

La principale leçon c'est que nos soupçons concernant les premiers essais publiés en prévention secondaire, 4S notamment, étaient justifiés. Considérant l'énormité des enjeux économiques et l'absence totale de contrôle des conflits d'intérêt, il est très probable que les essais de la première vague d'assaut des statines ont été plus ou moins volontairement biaisés. Comme ce sont ces essais qui ont conduit à la prescription systématique de statines après un infarctus, il est urgent de reconsidérer cette position.

Je demande donc à la Caisse Nationale d'Assurance Maladie et à l'Afssaps (Agence Française de Sécurité Sanitaire des Produits de Santé) de réunir en urgence un comité d'experts indépendants des industriels et groupes de pression potentiels afin de réexaminer les recommandations concernant les statines en prévention secondaire de l'infarctus du myocarde.

La deuxième leçon à tirer de ces essais est que même en l'absence d'évidence médicale et scientifique, il est possible grâce à un bon marketing d'imposer un nouveau médicament. Mensonges et propagande règnent en maître sur le marché de la santé !

La troisième leçon est la confirmation que des réductions importantes du cholestérol par les statines n'ont pas d'effet significatif sur l'espérance de vie des patients coronariens. Ce qui était évident en prévention primaire (page 173) l'est désormais aussi en prévention secondaire. Tout cela nous l'avions déjà compris grâce à l'analyse des essais publiés dans l'après-Vioxx (page 149). Mais, ce que cette analyse historique montre, c'est que nous aurions peut-être pu le savoir avant l'affaire Vioxx, simplement en analysant de façon scrupuleuse l'ensemble des données disponibles. Mea culpa !

STATINES CHEZ DES PATIENTS INSTABLES CLINIQUEMENT

Une autre circonstance médicale où les industriels et leurs alliés ont essayé d'imposer l'usage des statines c'est lors de la phase aiguë de l'infarctus ou au moment des premiers symptômes d'une crise cardiaque. On dit que les patients sont cliniquement instables. Cela ne représente pas un marché important, mais la charge symbolique associée à l'infarctus aigu est très forte et la propagande sait jouer avec les symboles. Afin de ne pas lasser les lecteurs avec la description d'une nouvelle série d'essais négatifs, je présente ces essais des statines au cours d'une crise cardiaque dans l'annexe 9.

DES INDUSTRIELS PUGNACES

La dernière stratégie des industriels pour élargir la prescription de statines vers un vaste public concernait des personnes indemnes de pathologies cardiovasculaires, mais avec des caractéristiques spéciales : personnes cumulant plusieurs facteurs de risque et de tous âges (HPS), personnes âgées (PROSPER) ou personnes souffrant d'hypertension artérielle (ASCOT et ALLHAT).

Les résultats de PROSPER sont publiés en 2002 dans le *Lancet*. Comme cet essai est globalement négatif sur le plan cardiovasculaire mais pose des problèmes de cancers, je renvoie les lecteurs à la quatrième partie. Examinons maintenant ALLHAT et ASCOT, puis HPS.

ALLHAT ET ASCOT : QUAND LES SCIENTIFIQUES SE DÉSHONORENT

Le principe justifiant les nouveaux essais chez des patients indemnes de maladies cardiovasculaires mais porteurs de facteurs de risque, dérive de l'Etude Framingham (page 64) et du concept de risque global. Selon ce principe, un patient avec un cholestérol bas devrait quand même diminuer son cholestérol s'il est par exemple hypertendu ou fumeur. Les sociétés savantes participent à cette « manœuvre ». Ainsi la Société Européenne de Cardiologie, dans un communiqué adressé en 2007 à tous les cardiologues européens, recommandait de traiter avec une statine tous les patients qui ont une hypertension « *même si le cholestérol n'est pas élevé* ».

ALLHAT pour « *Traitement anti-hypertension et anti-cholestérol pour empêcher les crises cardiaques* », a été publié en 2002 et présente la caractéristique unique de ne pas avoir été sponsorisé par une entreprise mais par des institutions publiques indépendantes. Malgré une diminution du cholestérol de 17 %, aucune protection ne fut observée. L'essai ayant inclus plus de 10 000 personnes, on ne pouvait attribuer cet échec à un sous dimensionnement de l'échantillon. Ce fut une très mauvaise nouvelle pour l'industrie des statines.

Je participais à un meeting scientifique à Londres lors de la révélation des résultats d'ALLHAT. Toutes les conversations de mes amis du cholestérol tournaient autour des questions : les sponsors vont-ils se retirer ? N'aura-t-on plus d'argent ? Comment allons-nous financer nos labos ? Comment vais-je organiser mon prochain meeting ? Où vais-je trouver de nouvelles bourses pour mes étudiants ? Les questions scientifiques étaient reléguées au second plan et pendant les trois jours du meeting, je n'ai trouvé aucun interlocuteur pour analyser sereinement ALLHAT, uniquement plaintes et jérémiades.

Mais un miracle survînt ! Environ une année plus tard, nous eûmes connaissance, à travers un article publié dans le *Lancet* d'un autre essai testant l'atorvastatine sur des patients hypertendus. C'est l'essai ASCOT pour « *Essai anglo-scandinave de prévention cardiaque par un traitement anti-cholestérol* » dans lequel le sponsor Pfizer était omniprésent.

QUAND LE MARKETING EST ROI

Avec ASCOT, les résultats sont présentés comme miraculeusement positifs. Comme des petits enfants, tous les experts du cholestérol oublièrent instantanément toutes les déconvenues passées, notamment ALLHAT. Seul comptait le présent !

ASCOT incluait près de 20 000 patients. C'est un essai à tiroirs testant plusieurs hypothèses (comme dans ALLHAT) et les patients sont tirés au sort plusieurs fois : d'abord pour recevoir un traitement anti-hypertension, et ensuite un traitement anti-cholestérol ou un placebo. Autrement dit, il y avait 4 groupes de patients mais les auteurs vont faire comme si il n'y en avait que deux : statine contre placebo.

La diminution du cholestérol était en moyenne de 20 %. Selon les auteurs de l'article publié en 2003, la protection observée était tellement extraordinaire que le comité scientifique recommanda l'arrêt prématuré de l'essai après 3 ans au lieu des 5 prévus dans le protocole initial. S'agit-il d'une violation du protocole ou bien cet arrêt prématuré était-il réellement justifié par des raisons éthiques ou scientifiques ?

Cette protection présentée comme quasi miraculeuse reposait en fait sur l'observation d'une réduction des complications cardiaques fatales et non fatales combinées : 154 complications dans le groupe placebo contre 100 dans le groupe traité par la statine. Un index combinant les événements fatals et non fatals est très pratique, pour faire oublier l'absence d'effet sur la mortalité. Si ces résultats combinés sont effectivement significatifs sur le plan statistique, cette supériorité de la statine sur le placebo n'est pas confirmée quand on considère la mortalité, le seul paramètre vérifiable.

Comme ni la mortalité totale ni la mortalité cardiaque n'étaient réduites de façon significative, l'arrêt prématuré de l'essai n'était donc pas justifié dans ASCOT. Dans de telles conditions, et du fait aussi de l'omniprésence du sponsor et des conflits d'intérêt, une incertitude majeure plane sur cet essai. Confrontés aux résultats totalement négatifs de ALLHAT, un observateur objectif ne peut conclure qu'à l'extrême légèreté des experts de la Société Européenne de Cardiologie qui recommandent de traiter avec une statine tous les patients hypertendus quels que soient les chiffres de cholestérol.

MAIS IL Y A BEAUCOUP PLUS GRAVE

La publication initiale des résultats d'ASCOT faisait totalement l'impasse sur le fait que les patients recevaient aussi des traitements anti-hypertension et qu'il puisse y avoir une interaction entre les traitements anti-cholestérol et anti-hypertension.

Mais voilà, marketing oblige, il a fallu changer de stratégie : cinq ans plus tard, les investigateurs d'ASCOT nous annoncent que les résultats ne sont pas ce qu'ils disaient initialement. Selon une toute nouvelle analyse, la miraculeuse efficacité de la statine en 2002 dépendait en fait du médicament anti-hypertension associé à la statine. En un mot, ceux qui recevaient le médicament anti-hypertension du sponsor (un bloqueur calcique) étaient protégés, mais ceux qui recevaient un bêtabloqueur ne l'étaient pas. Il y avait donc des interactions et elles nous avaient été cachées ! On peut parler ici de mensonge par omission.

LES CONSÉQUENCES MÉDICALES DE LA DISSIMULATION DES DONNÉES D'ASCOT

Les cardiologues traitent toujours (sauf contre-indication) leurs patients avec un bêtabloqueur et jamais avec un bloqueur calcique car ces médicaments n'ont jamais montré de bénéfice chez les patients coronariens.

Or, les investigateurs d'ASCOT annoncent que l'association d'un bêtabloqueur et d'une statine rend la statine inefficace ! Doit-on arrêter le bêtabloqueur ? Doit-on s'abstenir de prescrire la statine si on a déjà un bêtabloqueur ? La protection due à la statine serait conditionnelle ?

Une telle hypothèse certes favorise le marketing des deux produits de Pfizer, la statine et le bloqueur calcique (qui tous les deux vont être concurrencés par des génériques en 2009 et 2010). ASCOT était-il voué à nous préparer à la commercialisation des deux molécules dans le même comprimé ?

Toute la science d'ASCOT se dissout donc dans du nauséabond marketing ! L'arrêt prématuré et injustifié d'ASCOT était-il prémédité pour nous tromper ? Quelle est la crédibilité des autres essais conduits par un tel sponsor ?

La conclusion à tirer de ASCOT et ALLHAT est qu'il ne sert à rien de diminuer le cholestérol en prévention primaire chez des patients hypertendus, et malgré le simulacre de science qui nous est infligé. Pourquoi les autorités chargées de la protection des patients et consommateurs restent-elles aussi neutres ? Pourquoi ce silence assourdissant ? Une explication possible à cette situation grotesque est peut-être liée aux résultats d'un autre essai qui fit grand bruit lors de sa publication, l'essai HPS.

LE NEC PLUS ULTRA DE LA RECHERCHE CLINIQUE : *HEART PROTECTION STUDY* (HPS)

HPS est une énigme puisqu'il est absolument le seul essai à avoir montré un effet sur la mortalité en prévention primaire. C'est pourquoi j'en ai fait un essai emblématique dans l'histoire des statines, une des cinq dates cruciales de l'histoire du cholestérol.

L'industriel impliqué est Merck. HPS est le prototype de l'essai clinique mis en place dans une économie post-moderne. Je veux dire que les investigateurs sont devenus des managers. Ils se présentent pourtant comme des universitaires, en l'occurrence des chercheurs d'Oxford indépendants, alors qu'ils sont indirectement des employés de Merck (annexe 10). Pour l'industriel, c'est gagnant sur toute la ligne car il fait faire sa recherche à moindre frais par des investigateurs apparemment indépendants, ce qui crédibilise les résultats, au moins aux yeux des naïfs.

Pour les chercheurs, par contre, c'est perdant sur un point capital, celui du conflit d'intérêt car dans cette astucieuse manœuvre, ils se sont appropriés le conflit d'intérêt du sponsor. Tous les soupçons légitimes qui peuvent naître des travaux de recherche conduits directement par un sponsor sont donc valables pour les chercheurs d'Oxford. Eux aussi désormais ont intérêt financièrement (leurs primes et salaires en dépendent) à produire des résultats favorables aux investissements du sponsor. L'université est aussi perdante quelque part car elle est devenue une succursale du sponsor. L'indépendance de ses chercheurs est devenue totalement factice. Avec HPS, c'est le sponsor qui est devenu un fantôme !

HPS, publié dans le *Lancet* en 2002, est conduit chez plus de 20 000 adultes sur une période de 5-6 ans. Cet essai voulait tester deux hypothèses. La première était de savoir si la simvastatine (Zocor) diminuait la mortalité. La deuxième testait la même hypothèse avec un cocktail d'antioxydants. Concernant la première hypothèse, nous connaissons déjà la réponse puisque nous avons analysé une dizaine d'essais dans les chapitres précédents et tous ont montré l'absence d'effet des statines sur la mortalité quelles que soient les pathologies. Ce qui nous intéresse, c'est de voir comment les investigateurs vont procéder pour nous convaincre que tous les autres avaient tort.

DONNÉES MANQUANTES DANS HPS

Comme dans ASCOT, on a constitué 4 groupes de plus de 5 000 patients chacun : le groupe 1 (simvastatine plus placebo), le groupe 2 (simvastatine plus antioxydants), le groupe 3 (placebo plus placebo) ; le groupe 4 (placebo plus antioxydants). La seule comparaison qui importe pour nous est celle du groupe 1 (statine seule) avec le groupe 3 (placebo seul). Les autres comparaisons avec les antioxydants ne sont pas le sujet.

Les résultats de HPS vont donner lieu à deux gros articles dans le *Lancet*, l'un rapportant les résultats de la simvastatine et l'autre ceux du cocktail d'antioxydants.

A aucun moment, la comparaison du groupe statine seule avec le groupe exclusivement placebo n'est visible. Nous ne savons pas ce que la simvastatine seule a fait par rapport au placebo seul. Pourtant, fort de l'expérience de ASCOT où des interactions imprévues ont rendu l'essai ininterprétable, il faut absolument examiner séparément les quatre groupes constitués. Ce sont des exigences minimales. Et ne pas publier ces résultats est suspect.

On peut penser que si les données des quatre groupes ne sont pas données séparément c'est sans doute parce que les effets bénéfiques de HPS avec la statine paraîtraient encore plus fragiles. L'essai

HPS est donc difficile à interpréter et, contrairement aux dires des auteurs, ne constitue pas une clarification par rapport aux essais antérieurs en prévention primaire. Faute de données complètes, HPS doit donc être interprété à la lumière des autres essais cliniques publiés à la même époque. Que nous disent ces essais antérieurs ?

Les essais en prévention primaire publiés à la même époque (ASCOT, ALLHAT, PROSPER) sont négatifs. Les essais récents en prévention secondaire (IDEAL, TNT, MIRACL) sont négatifs. Le fait que tous les essais de la même époque soient négatifs, et que l'effet sur la mortalité rapporté dans HPS soit suspect, incite à penser que si il y a un petit effet, il n'est probablement pas réel.

La conclusion de ces auteurs, embarrassés dans un conflit d'intérêt inavoué, disant que la statine pourrait diminuer la mortalité de 13 %, en l'absence d'une comparaison directe statine contre placebo, suggère une possible manipulation (dissimulation) des chiffres. Si les investigateurs de HPS avaient voulu convaincre de leur bonne foi, ils auraient dû fournir tous les résultats. Maintenant, c'est trop tard, on ne les croira plus !

Cet article princeps sera suivi de plusieurs autres articles rapportant les effets miraculeux de la statine dans différentes circonstances, notamment chez les diabétiques et dans la prévention de l'AVC. Ces analyses de sous groupes sans tirage au sort sont très critiquables. Comme on pouvait s'y attendre, ces données fantaisistes ne seront pas confirmées non plus par des essais comportant des vrais tirages au sort comme ASPEN, 4D et SPARCL (page 150), suggérant que la totalité des résultats de HPS avait une forte odeur de propagande.

CONCLUSION DE LA DEUXIÈME VAGUE D'ASSAUT DES STATINES

Cette deuxième vague d'assaut, encore plus que la première, est celle des illusions perdues. Certes, mes lecteurs n'avaient plus beaucoup d'illusion après avoir pris connaissances des résultats des troisième et quatrième vagues d'assaut. L'histoire des statines apparaît donc comme une extraordinaire mise en scène de la science et de la recherche médicale. Aucun essai, à part quelques rares exceptions, ne ressort totalement indemne de cet examen sans concession. Cela est d'autant plus frappant que l'on prend un peu d'altitude et que l'on examine tous ces essais dans leur ensemble. Cette analyse globale fait l'objet du chapitre suivant.

CHAPITRE 8

SYNTHÈSE DES ESSAIS SUR LES STATINES

LA REVUE CRITIQUE DES PRINCIPAUX ESSAIS AVEC LES STATINES à laquelle j'ai procédé dans les chapitres précédents permet de dire, sans hésitation, que l'usage qui est fait de ces médicaments actuellement n'est pas en rapport avec nos connaissances scientifiques.

Pour clore cette partie, je vais résumer de façon simple et immédiatement accessible les informations les plus importantes sur ces principaux essais car plus que les défauts et mauvaises interprétations de chacun de ces essais c'est surtout leur analyse globale qui justifie mes soupçons.

Mon inquiétude principale concerne l'extraordinaire médiocrité technique d'ensemble qui rend pratiquement tous ces essais hautement suspects. Je ne reviendrai pas sur le caractère volontaire ou involontaire de ces manquements aux règles de la recherche clinique car le résultat est le même : la majorité de ces essais ne sont pas crédibles.

C'est évidemment crucial pour les médecins praticiens car il est impensable de prescrire pour des années ou des dizaines d'années des médicaments inutiles, dispendieux et toxiques à des êtres humains en l'absence de données médicales et scientifiques solides.

Pour cela, passons en revue les six critères de qualité que les professionnels sont en droit d'exiger.

PREMIER CRITÈRE DE QUALITÉ : L'EFFICACITÉ CLINIQUE DES STATINES

C'est évidemment le point le plus important. La démonstration d'une utilité clinique, même minimale, pourrait justifier les prescriptions massives auxquelles nous assistons. Dans le cas contraire, l'importance des effets indésirables décrits dans la partie suivante devrait conduire à l'abandon de ces traitements. J'ai dit combien il fallait être prudent dans l'interprétation des essais cliniques du fait des biais techniques et des conflits d'intérêt. Le critère de mortalité, le seul vérifiable, est le critère incontournable d'efficacité clinique. Regardons les chiffres bruts sur le tableau ci-contre. Le nombre d'essais négatifs est impressionnant notamment après l'affaire Vioxx.

Si on fait abstraction des essais 4S et HPS dans lesquels les conflits d'intérêt sont omniprésents, un seul essai rapporte une diminution de la mortalité, c'est LIPID. Mais LIPID est lui aussi peu crédible et ses résultats n'ont pas été confirmés dans l'essai CARE qui testait le même médicament à la même époque dans le même type de patients (lire page 170). Il ne reste donc rien. Comme on pouvait s'y attendre, la diminution du cholestérol, quels que soient les patients et les circonstances, n'a aucun effet sur la mortalité (ou l'espérance de vie à court terme). On peut aussi dire que les statines à fortes doses se sont avérées inefficaces.

Certains ardents défenseurs de la théorie du cholestérol, prétendent que si effectivement il n'y a pas d'effet sur la mortalité, il y a tout de même une diminution des infarctus non fatals, c'est le critère morbidité dans le tableau (pour simplifier les données de morbidité ne sont pas indiquées).

Ce raisonnement est acceptable en théorie, mais ne résiste pas à la réalité clinique : la crise cardiaque étant mortelle dans environ 50 % des cas, un effet sur les crises cardiaques devrait se traduire automatiquement par un effet sur les décès dans des essais

ESSAI/ANNÉE	RÉDUCTION MORTALITÉ	CONCORDANCE MORTALITÉ/ MORBIDITÉ
4S/1994	oui	oui
CARE/1996	non	non
LIPID/1998	oui	oui
WOSCOP/1995	non	non
AFCAPS/1998	non	oui
ALLIANCE/2004	non	non
MIRACL/2001	non	non
A TO Z/2004	non	non
PROVE IT/2004	non	non
PROSPER/2002	non	non
ALLHAT/2002	non	oui
ASCOT/2003	non	non
HPS/2002	oui	oui
CARDS/2004	non	non
TNT/2005	non	non
Début de l'influence de l'affaire Vioxx		
4D/2005	non	oui
ASPEN/2006	non	oui
IDEAL/2005	non	non
SPARCL/2006	non	non
CORONA/2007	non	oui
ILLUMINATE/2007	non*	oui

** Une augmentation inattendue de la mortalité a été observée dans cet essai*

comportant des milliers de patients. On doit exiger une concordance entre les données de morbidité et de mortalité. En cas de discordance, les données de mortalité sont prépondérantes du fait de notre incapacité à vérifier la réalité des données de morbidité.

La colonne de droite du tableau est explicite : la majorité des essais rapportant une protection par les statines sur une base de morbidité mais sans effet sur la mortalité ne montre pas la concordance attendue entre morbidité et mortalité ! Une fois encore, après avoir exclu 4S, LIPID et HPS, il ne reste rien. Ces essais discordants mais présentés comme des démonstrations irréfutables de l'efficacité clinique des statines par le marketing des industriels et leurs alliés sont suspects et font illusion auprès de nombreux médecins qui n'ont pas encore admis la massive désinformation à laquelle ils ont été soumis.

DEUXIÈME CRITÈRE : L'HYPOTHÈSE UNIQUE

Dans tout essai clinique, il est préférable de tester une seule hypothèse à la fois. La recherche clinique est suffisamment compliquée pour ne pas rajouter des possibilités de biais ou d'erreur supplémentaire. Seules des circonstances particulières peuvent conduire des investigateurs à prendre le risque de faire deux tirages au sort dans une même population, autrement dit tester deux hypothèses dans le même essai. Dans le domaine des statines, il n'y a aucune raison valable de le faire, sinon la pression du marketing ou l'idée néfaste que l'on pourrait « d'une pierre faire deux coups ». Comme le montre le tableau ci-contre, avant l'affaire Vioxx cinq essais ont ainsi été « encombrés » d'un double tirage au sort. Et comme on pouvait s'y attendre, ces cinq essais posent des problèmes d'interprétation. Quand l'essai est négatif (ALLHAT), ce n'est pas grave mais quand l'essai est présenté comme positif et que les investigateurs ne présentent pas les données de façon ouverte et objective (HPS), ou se livrent à de honteuses manipulations (ASCOT), on est amené à penser que la malfaçon est intentionnelle (page 180) !

Après l'affaire Vioxx, il n'y a plus eu d'essai avec hypothèses multiples. Ça simplifie les analyses : tout est négatif.

ESSAI/ANNÉE	HYPOTHÈSE UNIQUE
4S/1994	oui
CARE/1996	oui
LIPID/1998	oui
WOSCOP/1995	oui
AFCAPS/1998	oui
ALLIANCE/2004	oui
MIRACL/2001	oui
A TO Z/2004	non
PROVE IT/2004	non
PROSPER/2002	oui
ALLHAT/2002	non
ASCOT/2003	non
HPS/2002	non
CARDS/2004	oui
TNT/2005	oui
Début de l'influence de l'affaire Vioxx	
4D/2005	oui
ASPEN/2006	oui
IDEAL/2005	oui
SPARCL/2006	oui
CORONA/2007	oui
ILLUMINATE/2007	oui

TROISIÈME CRITÈRE : STRATIFICATION PAR CENTRE

Tous les essais testant les statines sont des essais multicentriques. Cela permet de recruter plus de patients plus vite (ce qui est un avantage apparent) mais introduit de nombreuses difficultés techniques. Comme je l'ai expliqué à propos de 4S (page 168), l'aspect multicentrique introduit des biais connus des professionnels et de longue date. Des astuces techniques permettent de s'en prémunir. C'est le cas de la stratification par centre. Il est consternant de constater que cette précaution minimale n'a été appliquée que dans 2 des 21 essais. Les investigateurs de chaque essai auraient pu le faire puisque deux l'ont fait. Ce devrait être exigé

ESSAI/ANNÉE	STRATIFICATION PAR CENTRE
4S/1994	non
CARE/1996	non
LIPID/1998	non
WOSCOP/1995	non
AFCAPS/1998	non
ALLIANCE/2004	non
MIRACL/2001	oui
A TO Z/2004	non
PROVE IT/2004	oui
PROPSER/2002	non
ALLHAT/2002	non
ASCOT/2003	non
HPS/2002	non
CARDS/2004	non
TNT/2005	non
Début de l'influence de l'affaire Vioxx	
4D/2005	non
ASPEN/2006	oui*
IDEAL/2005	non
SPARCL/2006	non
CORONA/2007	non
ILLUMINATE/2007	non

* *Stratification par pays et non par centre, ce qui est mieux que rien.*

par les comités d'éthique ou de ce qui en tient lieu. Pourquoi ne le fait-on pas systématiquement ? Amateurisme ? Je ne le crois pas. Je crois plutôt, mais sans aucune preuve, que cette abstention laisse la possibilité de manipuler le tirage au sort. Sans entrer dans les détails techniques, chaque lecteur peut comprendre qu'après les affaires Vioxx et Enhance, tout est possible ; surtout en l'absence de vérification systématique des résultats des essais cliniques par une quelconque autorité.

Les essais Illuminate, 4S et LIPID souffrent très probablement de biais liés à l'absence de stratification par centre.

QUATRIÈME CRITÈRE : ANALYSES INTERMÉDIAIRES ET ARRÊT PRÉMATURÉ

Comme on peut le constater sur le tableau ci-après qui résume ces deux informations, les analyses intermédiaires et les arrêts prématurés ne sont pas rares. Ils sont en général injustifiés et ne peuvent s'expliquer que par une volonté délibérée de précipiter l'arrêt de l'essai pour permettre la commercialisation accélérée d'une nouvelle molécule.

L'arrêt prématuré d'un essai est évidemment justifié quand on craint un effet délétère imprévu, comme par exemple dans l'essai Illuminate (page 161). Mais il est inadmissible dans toute autre circonstance, y compris quand le bénéfice du traitement semble rapidement évident. Il est au contraire très important dans ce cas d'aller jusqu'au bout de l'essai. Deux raisons principales à ceci :

- l'hypothèse testée a été formulée (calculée) pour une durée d'exposition au médicament très précise. Il est donc plus prudent d'aller au bout de l'expérience. Le Dr Hasard peut à tout moment interférer ;
- en médecine humaine les effets bénéfiques d'un médicament sont toujours associés à des effets délétères ; et le but d'un essai c'est aussi d'évaluer ces effets collatéraux indésirables. Ainsi lors de la commercialisation, les médecins connaîtront tous les effets, les bons et les mauvais, et adapteront le traitement à chaque patient.

ESSAI/ANNÉE	ARRÊT PRÉMATURÉ	ANALYSES INTERMÉDIAIRES
4S/1994	oui	oui
CARE/1996	non	non
LIPID/1998	oui	oui
WOSCOP/1995	non	non
AFCAPS/1998	non	non
ALLIANCE/2004	non	non
MIRACL/2001	non	non
A TO Z/2004	non	non
PROVE IT/2004	non	non
PROPSER/2002	oui	oui
ALLHAT/2002	non	non
ASCOT/2003	oui	oui
HPS/2002	non	non
CARDS/2004	oui	oui
TNT/2005	non	non
Début de l'influence de l'affaire Vioxx		
4D/2005	non	non
ASPEN/2006	non	non
IDEAL/2005	non	non
SPARCL/2006	non	non
CORONA/2007	non	non
ILLUMINATE/2007	oui*	oui

** Arrêt dû à une surmortalité dans le groupe expérimental*

Il est donc important d'aller au bout de la durée d'exposition prévue par le protocole afin d'évaluer le rapport entre les bénéfices et les inconvénients d'un médicament.

Les quatre essais arrêtés prématurément ont servi aux recommandations officielles et à celles des sociétés savantes dans l'avant-Vioxx. Dans les faits, ce sont des essais décapités dont les résultats n'ont pas été confirmés ultérieurement.

Dans l'après-Vioxx, cette pratique suspecte a disparu. Elle est effectivement indigne d'une bonne recherche clinique surtout quand elle est justifiée par des analyses intermédiaires. L'argument du type : « *ces analyses intermédiaires étaient prévues dans le protocole initial et il aurait été non éthique de priver plus longtemps des millions de patients des bienfaits d'un traitement aussi miraculeux* » n'a aucune valeur puisqu'en décapitant l'essai, les investigateurs nous privent de ce pourquoi l'essai était conduit : la vérification sans équivoque de l'hypothèse primaire.

CINQUIÈME CRITÈRE : LES CONFLITS D'INTÉRÊT

Le tableau ci-après montre que le sponsor était omniprésent dans tous les essais, sauf un (ALLHAT). Ils sont donc quasiment tous contaminés par un conflit d'intérêt. Ce qui veut dire qu'au moins un des participants à l'essai, le sponsor en général, est très intéressé (dans tous les sens du terme) par les résultats de l'essai. Son objectivité et son impartialité sont compromises.

Parfois, comme dans HPS, le conflit d'intérêt est transféré sur les épaules d'investigateurs apparemment indépendants. Ça donne naissance à des « sponsors fantômes », un concept très original de ce début de siècle.

Tout cela ne serait pas si grave si le sponsor n'était pas omniprésent, c'est-à-dire si l'essai était conduit par des investigateurs indépendants du sponsor et s'ils étaient vraiment les maîtres d'œuvre de l'essai. Or ce n'est apparemment le cas (si on met ALLHAT de côté) que dans trois essais de l'après-Vioxx. Après ce scandale, les sponsors semblent plus discrets. Cela ne veut pas dire qu'il n'y ait plus de conflit d'intérêt, mais seulement que les sponsors ayant pris conscience du problème posé par leur omniprésence vont essayer de faire croire qu'ils sont moins actifs. Dans certains cas, c'est peut-être vrai. Par exemple dans des essais impliquant des patients ayant une grande spécificité (patients en hémodialyse dans 4D).

ESSAI/ANNÉE	SPONSOR OMNIPRÉSENT	CONFLIT D'INTÉRÊT
4S/1994	oui	oui
CARE/1996	oui	oui
LIPID/1998	oui	oui
WOSCOP/1995	oui	oui
AFCAPS/1998	oui	oui
ALLIANCE/2004	oui	oui
MIRACL/2001	oui	oui
A TO Z/2004	oui	oui
PROVE IT/2004	oui	oui
PROPSER/2002	oui	oui
ALLHAT/2002	non	non
ASCOT/2003	oui	oui
HPS/2002	oui	oui
CARDS/2004	oui	oui
TNT/2005	oui	oui
Début de l'influence de l'affaire Vioxx		
4D/2005	non	oui
ASPEN/2006	non	oui
IDEAL/2005	oui	oui
SPARCL/2006	oui	oui
CORONA/2007	non	oui
ILLUMINATE/2007	oui	oui

Dans Illuminate et CORONA, on a aussi l'impression que les investigateurs ont retrouvé quelques libertés sans doute parce que les sponsors ne croient plus à l'avenir commercial de leurs médicaments. C'est probablement pour cette raison qu'ils laissent passer des bourdes comme l'absence d'équivalence des groupes tirés au sort dans Illuminate. Cette semi-liberté des auteurs dans l'après Vioxx donne lieu parfois à des interprétations irrationnelles comme dans ASPEN où ils concluent à l'opposé de ce qu'ils ont trouvé. Comment peut-on croire à l'autonomie intellectuelle des auteurs dans cet essai ?

SIXIÈME CRITÈRE : LES BIAIS TECHNIQUES

Les essais cliniques parfaits sont rarissimes, et les essais avec les statines ne font pas exception. La plupart ont, sous le regard du perfectionniste, quelques défauts à avouer. Il faut accepter l'idée que nos recherches ne sont jamais parfaites et qu'il faut néanmoins en extraire le maximum d'informations. Mais il ne faut pas non plus se laisser abuser. Certains défauts techniques sont rédhibitoires car source de biais majeurs rendant l'essai ininterprétable. C'est le cas de WOSCOPS et des patients disparus.

Mais le cynisme de certains investigateurs fantômes des sponsors étant sans limite, il peut aussi y avoir des habiles manipulations d'un défaut technique pour favoriser l'hypothèse testée. Dans ce cas de figure, on peut citer les arrêts prématurés et injustifiés des essais 4S, LIPID, ASCOT et CARDS.

Quel bilan technique pouvons-nous dresser concernant les statines ? Peu d'essais ne portent pas les stigmates de graves défauts techniques. Mais surtout, il se trouve qu'aucun des essais de haute qualité technique n'est favorable à la théorie selon laquelle la diminution du cholestérol (par une statine) est bénéfique. Il se trouve aussi que ces essais de haute qualité technique couvrent de façon

ESSAI/ANNÉE	BIAIS TECHNIQUE MAJEUR
4S/1994	oui
CARE/1996	oui
LIPID/1998	oui
WOSCOP/1995	oui
AFCAPS/1998	non
ALLIANCE/2004	oui*
MIRACL/2001	non
A TO Z/2004	oui
PROVE IT/2004	oui
PROPSER/2002	oui
ALLHAT/2002	non
ASCOT/2003	oui
HPS/2002	oui
CARDS/2004	oui
TNT/2005	oui
Début de l'influence de l'affaire Vioxx	
4D/2005	non
ASPEN/2006	non
IDEAL/2005	non
SPARCL/2006	oui
CORONA/2007	non
ILLUMINATE/2007	oui

**: Pas de double aveugle*

homogène le champ d'investigation sur les statines et donc le champ de prescription potentielle de ces médicaments. Et ils sont tous négatifs ! Inversement, tous les essais favorables à la théorie sont biaisés. Il n'y a donc aujourd'hui sur la base des essais cliniques publiés aucune pathologie qui justifie de diminuer le cholestérol des patients ou de prescrire une statine.

Aucun essai de bonne qualité ne vérifie la théorie du cholestérol.
Les prescriptions de statines ne sont pas fondées sur la médecine scientifique.

Ceci étant dit, je ne recommande à aucun patient de stopper son traitement sans avoir pris l'avis de son médecin traitant car s'il est décidé de stopper la statine, il est préférable de la stopper progressivement.

Finalement, on peut s'attendre à un nouvel assaut des statines dans un proche avenir avec de nouvelles stratégies de désinformation et de nouvelles « petites marionnettes » pour animer cette nouvelle propagande.

QUATRIÈME PARTIE

EFFETS INDÉSIRABLES ET TOXIQUES DES STATINES

Il nous faut donc faire face à la situation peu plaisante où l'institution universitaire et le libre usage de l'intelligence s'opposent l'une à l'autre.

Lindsay Waters
L'éclipse du savoir, Editions Allia, 2008

CHAPITRE 1

UNE RÉALITÉ MINIMISÉE

En dehors des effets anti-cholestérol des statines, des effets collatéraux ont été décrits. Certains peuvent être indésirables, voire franchement toxiques. Le plus frappant aujourd'hui concernant les effets indésirables des statines, c'est que nous en ignorons leurs fréquences réelles. Des dizaines d'essais cliniques de toutes sortes, avec des dizaines de milliers de patients ou de personnes en bonne santé, ont été publiés, mais l'information concernant les effets indésirables reste très pauvre. Y a-t-il une sorte de connivence entre experts pour les minimiser ? Mensonge par omission ? Probablement un peu des deux !

Nous vivons en effet une époque où les intérêts économiques et financiers des entreprises sont prépondérants – c'est souvent une question de survie – par rapport aux considérations médicales et éthiques. Et c'est probablement ce qui explique pourquoi les mauvaises nouvelles concernant les médicaments vont être parfois cachées – les affaires Enhance et Vioxx sont emblématiques –, parfois travesties ou neutralisées. Les informations concernant les effets indésirables sont donc souvent fragmentaires et nous devons nous contenter de suppositions et d'extrapolations, ce qui est bien peu satisfaisant pour les scientifiques et pour les médecins responsables des soins et prescriptions aux malades.

LES STATINES ONT-ELLES DES EFFETS COLLATÉRAUX BÉNÉFIQUES ?

On en décrit tellement que j'aurais pu y consacrer plusieurs volumes. J'exclus les effets dits « pléiotropes » des statines, que les experts considèrent comme des effets thérapeutiques à part entière. Nous avons vu que, chez les diabétiques, les insuffisants cardiaques ou les survivants d'un AVC, ces effets pléiotropes, s'ils existent, n'ont pas d'implication médicale et peuvent être oubliés (page 204). Les articles sur les autres effets bénéfiques supposés des statines sont nombreux ; les lecteurs ne perdent pas grand-chose à les oublier car ces médiocres rapports ne sont jamais confirmés, y compris ceux qui sont publiés dans des revues de médecine prestigieuses et repris par des agences de presse conniventes.

Un exemple récent ? Le 30 mai 2008, l'agence Reuters annonce que les statines ont un effet favorable sur l'impuissance sexuelle des hommes. Reuters fait état d'une publication dans la revue officielle de la Société européenne d'urologie. En fait, l'essai clinique en question ne comportait ni groupe témoin ni tirage au sort. Cet essai n'aurait pas dû être publié, car cette information n'a aucune valeur. Les statines ne sont donc pas un nouveau Viagra ! Je ne dis pas que toutes les publications rapportant des effets collatéraux bénéfiques des statines sont de cet acabit, mais elles sont toujours suspectes.

STATINES ET MUSCLES

Les statines ont des effets importants sur les muscles et ligaments. J'en ai beaucoup parlé dans mon livre précédent et il est évident que, par des mécanismes biologiques variés, les statines sont toxiques pour les muscles. Nul ne saurait le nier, tant les patients s'en plaignent de façon récurrente et quand on fait des biopsies musculaires, on voit que même chez les patients sans symptôme, il existe des signes de toxicité. Dès que l'on teste les capacités musculaires ou les aptitudes à l'exercice physique des patients sous statine, cette toxicité apparait.

On soupçonne – mais c'est très mal documenté – que les patients sous statine diminuent leur activité physique voire l'arrêtent totalement.

Voilà une information qui devrait figurer dans les cahiers d'observation des essais cliniques des statines. Or, on n'en parle pas ou très peu, et c'est calamiteux ! Pourquoi ? Parce que cette toxicité musculaire est très importante cliniquement pour de nombreux patients pour lesquels l'exercice physique constitue une véritable bouée de sauvetage. Par exemple, chez les diabétiques et les insuffisants cardiaques, les risques de complications cardiaques sont inversement proportionnels à l'aptitude à l'exercice physique. C'est également vrai pour les personnes en surpoids ou obèses et tous les types de syndrome métabolique, des syndromes qui prennent aujourd'hui une dimension épidémique dans nos sociétés. Encore plus important : chez les patients coronariens, le risque de mort subite est inversement proportionnel à l'activité physique.

Diminuer l'aptitude physique de tous ces patients avec une statine n'est donc pas sans conséquence. Malheureusement, on ignore dans quelles proportions exactes les statines interfèrent avec l'activité physique des patients traités.

QUELLE EST L'AMPLEUR RÉELLE DES EFFETS INDÉSIRABLES DES STATINES ?

Je veux parler de tous les effets secondaires symptomatiques, surtout musculaires, ligamentaires et digestifs, ceux dont les patients se plaignent le plus souvent.

Les experts et les industriels en font quelque chose de dérisoire quand ils sont mis en parallèle avec les bienfaits miraculeux des statines sur le cœur. Le CTSU de l'université d'Oxford prétend, dans un article du *Lancet* du 27 novembre 2007, que les effets musculaires des statines sont observés chez moins de 1 patient sur 10 000... Voyons cette question avec des investigateurs un peu plus sérieux.

Les chiffres rapportés dans un essai publié après l'affaire Vioxx (Illuminate) nous en apprennent beaucoup plus. Des effets indésirables sont rapportés par 83,3 % des patients qui reçoivent seulement la statine. C'est considérable !

Des effets indésirables dits sérieux – traduction : les symptômes rapportés par les patients sont soit très inquiétants, soit suffisamment intenses pour que le traitement soit immédiatement stoppé – sont rapportés par 15 % des patients sous statine. C'est à nouveau considérable ! Ceci veut dire que les effets indésirables des statines sont très fréquents et parfois très sévères. Ils sont néanmoins sous-estimés par certains médecins, sous le mauvais prétexte qu'il ne faut surtout pas arrêter ces médicaments miraculeusement protecteurs pour le cœur. Ce qui est faux !

J'en profite pour rendre hommage aux nombreux médecins qui, depuis de nombreuses années, dénoncent ces effets indésirables, et dont les avis sont méprisés par les experts. Hommage aussi aux nombreux patients qui, eux aussi, et bien avant la publication révélatrice d'Illuminate, ont su déceler le mal que ces médicaments leur faisaient.

Il faut cesser de dire qu'il n'y a pas d'effet indésirable des statines et, de façon plus ou moins sadique, de dire aux patients que c'est un effet de leur imagination.

RISQUE DE CANCER AVEC LES STATINES

La question « statines et cancer » fait également l'objet d'une controverse. Cette question est beaucoup plus grave, notamment d'un point de vue éthique, car ces effets cancérigènes sont torpides (silencieux) et irréversibles.

Pour mettre en évidence l'effet cancérigène d'une quelconque substance, il faut que l'exposition à cette substance soit suffisamment longue. Or, les essais cliniques durent cinq ans en moyenne et ils sont parfois interrompus prématurément, notamment avec les statines. L'essai clinique n'est donc pas un moyen efficace de détecter un effet cancérigène des statines, car il est trop bref. Un essai négatif (pas plus de cancers détectés chez les patients recevant la statine) n'est donc pas forcément rassurant, vu la faiblesse du dépistage. Inversement, il faudra prendre très au sérieux toute augmentation des cancers chez les patients traités par rapport à ceux recevant un placebo car, principe de précaution oblige, même une faible tendance doit alerter.

Quant aux études épidémiologiques, si elles permettent de couvrir des périodes d'exposition plus longues, elles ont aussi de nombreuses faiblesses techniques. Le raisonnement est donc le même que pour les essais : les études négatives ne nous rassurent pas vraiment, tandis que la moindre tendance est suspecte.

Je résume : le moindre indice d'augmentation des cancers sous statine doit donc être pris très au sérieux. Or, des indices inquiétants, il y en a !

PROSPER est un bel essai testant la pravastatine (40 mg) chez des patients d'au moins 70 ans. Près de 6 000 patients ont été tirés au sort – autant d'hommes que de femmes – après une sélection réalisée sur près de 24 000 patients. Un travail colossal, une logistique considérable et une omniprésence obligatoire du sponsor.

Malheureusement, les patients n'ont été suivis que trois ans, sans que l'on comprenne pourquoi. En particulier, les auteurs ne font pas état d'analyses intermédiaires, et on ignore quelle était la durée initialement prévue, ce qui est suspect.

Voyons les faits. La diminution du cholestérol a été de 34 %. La mortalité totale est exactement la même dans les deux groupes : 306 et 298 décès. Les risques d'infarctus non fatal et d'AVC ne sont pas diminués de façon significative. En revanche, on note plus de cancers chez les patients sous statine (245 contre 199) et plus de décès par cancers (115 et 91). Devant ces chiffres, on peut se demander si la surmortalité par cancer n'est pas la vraie raison de l'arrêt apparemment prématuré de l'essai.

Selon mes critères de jugement (page 43), et compte tenu de l'omniprésence du sponsor et des conflits d'intérêt, je pense que cet essai est totalement négatif. Il n'y a pas moins de décès, pas moins d'infarctus et d'AVC, et il y a plus de cancers.

Examinons une autre étude chez les seniors, celle dérivée de l'essai TNT. Parmi les 10 000 patients, il y avait en effet près de 4 000 patients de plus de 65 ans – des seniors au sens large – répartis dans un groupe « atorvastatine 80 mg » (1 936 personnes) ou dans un groupe « atorvastatine 10 mg » (1 869 personnes). Comme dans PROSPER, les auteurs rapportent des chiffres de décès identiques dans les deux groupes (respectivement 78 et 83). Les décès non cardiaques sont plus élevés dans le groupe à 80 mg (98 contre 76) et surtout, il y a plus de décès par cancers (55 contre 40, soit une différence de 27 %).

Bien qu'il s'agisse d'analyse de sous-groupes – c'est fort contestable quand on prétend démontrer des effets bénéfiques –, ces données sur le cancer sont superposables à celles de PROSPER et sont réellement très inquiétantes.

Les résultats de PROSPER ne peuvent donc plus être attribués au Dr Hasard, comme les investigateurs et l'éditorialiste d'Oxford dans le *Lancet* l'avaient fait bien imprudemment. Ces données concordent aussi, hélas, avec celles d'autres essais comportant des seniors, notamment l'essai LIPID avec 367 cancers contre 324, et même, pourquoi pas, l'essai CARE avec les cancers du sein.

Bien qu'il faille être prudent avec des études qui n'étaient pas organisées pour tester une hypothèse sur les cancers – et il n'y en aura jamais, pour d'évidentes raisons éthiques et économiques –, nous observons une totale concordance des données sur « statines et cancers » chez les seniors.

Il faut que les seniors et leurs médecins soient clairement informés de l'absence totale de bénéfice cardiovasculaire et de la probable augmentation des cancers avec les statines. Pourquoi ces données évidentes ne sont pas transmises aux médecins et au public ? Mensonge par omission ?

ET CHEZ LES PLUS JEUNES ?

Pourquoi seuls les seniors seraient exposés à un risque accru de cancers avec les statines, et pas les plus jeunes ? En effet, plusieurs études – plutôt médiocres techniquement – n'ont pas montré d'augmentation significative de cancers chez les consommateurs de statines en général. Ces études comportaient une minorité de seniors.

Je pense que si on a vu plus de cancers sous statines seulement chez les seniors, c'est parce que les cancers sont particuliers dans ces tranches d'âge. En deux mots, le risque de cancer augmente avec l'âge (plus l'exposition à des facteurs cancérigènes est longue, et plus le risque augmente), mais la virulence des cancers diminue avec l'âge, du fait de l'affaiblissement de certains facteurs, notamment hormonaux. Autrement dit, le risque d'avoir un cancer augmente avec l'âge, mais le risque qu'il se manifeste cliniquement diminue avec l'âge, sauf si des facteurs intercurrents viennent rallumer ces cancers dormants des seniors ! Or, les statines sont des « rallumeurs » de cancers ! Pourquoi ? Du fait de leurs effets sur les lipides autres que le cholestérol, en particulier en augmentant la synthèse des acides gras oméga-6.

À long terme, les effets cancérigènes des statines sont certainement équivalents, quel que soit l'âge des consommateurs des statines. On a vu cet effet chez les seniors parce qu'ils ont plus de cancers dormants que les plus jeunes. C'est probablement la faiblesse de nos moyens d'investigation qui est responsable de notre incapacité à mettre cet effet en évidence à tous les âges.

STATINES, ACIDES GRAS OMÉGA-6 ET CANCERS

Comment expliquer biologiquement que les statines puissent augmenter le risque de cancer chez les seniors ? Y a-t-il une relation avec un phénomène identique observé chez les vétérans de l'étude de Los Angeles (page 86) ou avec un phénomène inverse dans l'étude de Lyon, où l'on avait observé moins de cancers (page 117) ?
Les statines et les régimes anti-cholestérol traditionnels ont en commun une augmentation des concentrations en acides gras oméga-6, notamment l'acide arachidonique, dans le sang et les cellules des patients traités. C'est notre laboratoire qui a décrit pour la première fois, en 2005, cet effet des statines sur les acides gras oméga-6. C'est une découverte importante pour comprendre les effets des statines sur la santé. Nous savons pertinemment qu'en bloquant le métabolisme de l'acide arachidonique (avec l'aspirine, par exemple), nous diminuons le risque de certains cancers. Il n'est donc pas étonnant que nous augmentions ce risque en favorisant le métabolisme de ce même acide gras ou en augmentant sa concentration. Voilà une explication vraisemblable des effets des statines sur les cancers. Les statines ne sont probablement pas cancérigènes par elles-mêmes (quoique je ne puisse pas l'exclure via leur effet anti-cholestérol), mais elles favorisent certainement l'émergence clinique des cancers existants, une sorte d'effet inflammatoire stimulant le développement et l'extension de cancers qui, autrement, resteraient en sommeil.

Certains experts commencent enfin à le dire. Ceux de la faculté de médecine de la Tufts University à Boston concluaient en juillet 2007, dans la revue officielle de l'*American College of Cardiology*, une belle étude sur « statines et cancers » en écrivant que « *les effets bénéfiques des statines sur le risque cardiovasculaire* [chose fort contestable, comme le montre ce livre] *sont annulés par leurs effets cancérigènes* ».

STATINES ET DÉCLIN COGNITIF

Est-ce que cet effet des statines sur les acides gras oméga-6 pourrait avoir d'autres conséquences que rallumer des cancers dormants ?

On sait que les statines affectent le rapport oméga-6/oméga-3. Avec les faibles doses que notre équipe a testées, les statines augmentent ce rapport de près de 40 %. C'est considérable ! C'est une très mauvaise nouvelle, qui pourrait expliquer un autre effet indésirable des statines à l'origine d'une autre controverse dans les médias américains. Il s'agit de l'effet des statines sur le déclin cognitif des seniors et potentiellement sur les démences, comme la maladie d'Alzheimer. Ce sont les industriels des statines qui ont évoqué les premiers l'hypothèse d'une association entre les statines et le risque de démence sénile. Évidemment, ils prétendaient que les statines protégeaient contre ces pathologies cérébrales. Je ne vais pas faire l'historique de cette illusion. Aujourd'hui, plus personne ne défend cette hypothèse. En fait, des facteurs variés jouent un rôle dans les démences et introduisent beaucoup de confusion : prédispositions génétiques, niveau socio-économique, niveau d'éducation (le risque diminue avec le niveau d'éducation), et surtout la nutrition (l'alcool à doses modérées, les antioxydants et les oméga-3 protégeraient, tandis que les oméga-6 seraient délétères).

Les lecteurs auront compris que les statines, du fait de leurs effets sur les acides gras oméga-6 et oméga-3 (augmentation du ratio), ne peuvent avoir que des effets favorisant le déclin cognitif et les démences. De plus, la synthèse de cholestérol est cruciale pour le bon fonctionnement des neurones, c'est un fait admis. Or, les statines diminuent la synthèse du cholestérol dans toutes les cellules, y compris les neurones.

PEUT-ON AVOIR UNE IDÉE DE L'EFFET RÉEL DES STATINES SUR LE DÉCLIN COGNITIF ?

Nous avons en fait deux essais cliniques spécifiquement dédiés à cette hypothèse et aussi des arguments indirects, comme l'analyse des associations entre les acides gras polyinsaturés et le déclin cognitif. Les deux essais publiés en 2000 et 2004 dans l'*American Journal of Medicine* me rendent très pessimiste. Ils sont techniquement très bien conçus (mais, à mon avis, ils sont trop brefs – seulement six mois de traitement) et décrivent une altération des fonctions cognitives sous statine. Les auteurs tendent à minimiser leurs résultats, car ils sont visiblement convaincus que, par ailleurs, les statines sont bénéfiques pour le cœur. Selon moi, détecter un effet significatif après un traitement si bref peut être vu comme quelque chose de très inquiétant.

D'autre part, au moins cinq études épidémiologiques examinant les associations entre déclin cognitif et acides gras aboutissent à la même conclusion : les oméga-3 sont associés à un ralentissement du déclin cognitif et les oméga-6 à une accélération. Autrement dit, ces données sont très concordantes avec ce que nous soupçonnons de l'effet des statines, à la fois sur le déclin cognitif et sur les acides gras polyinsaturés oméga-6 et oméga-3.

Enfin, au moins deux essais cliniques avec tirage au sort ont montré que des acides gras oméga-3 donnés sous forme de capsules (avec, pour conséquence additionnelle, la diminution de l'acide arachidonique, l'effet exactement inverse des statines) entraînaient un ralentissement significatif du déclin cognitif.

Si ces résultats sont encourageants ils signifient néanmoins que les statines ne peuvent avoir que des effets négatifs sur les fonctions cognitives, et le cerveau en général.

Comme à propos des cancers, les études épidémiologiques évaluant les relations entre statines et déclin cognitif ne nous apportent pas de données solides, du fait des multiples facteurs de confusion et de la relative brièveté des études. Les essais cliniques, qui n'étaient pas destinés spécifiquement à tester le déficit cognitif, sont aussi de peu d'intérêt, car soit ils sont trop courts, soit les outils utilisés pour évaluer le déclin cognitif ne sont pas adéquats (entretien téléphonique dans HPS).

Il est pourtant important de répondre à la grande inquiétude du public, aux États-Unis notamment. « *Les statines rendent les femmes stupides* », titrait le *Wall Street Journal*, le 12 février 2008.

Des médecins américains de renom – n'ayant pas de relation avec l'industrie du cholestérol et des statines – ont en effet alerté l'opinion à propos d'une multiplication de plaintes concernant les effets des statines sur la mémoire, en particulier chez les femmes.

Pour le moment, ces données sont circonstancielles. Pour autant, nous ne devons pas les négliger, car les plaignants sont de bonne foi et libres de tout conflit d'intérêt, contrairement à ceux qui prétendent que ces cas cliniques sont anecdotiques, ou le produit de l'imagination des patients.

Certes, nous ne devons pas alarmer les lecteurs sur la seule base de cas particuliers. Mais, conformément au principe de précaution et du fait de l'absence d'effet bénéfique des statines, nous devons tous (médecins et patients) être très attentifs afin que de nouveaux témoignages remontent vers les autorités de surveillance.

Au total, si le titre du *Wall Street Journal*, « *Les statines rendent stupides* », peut paraître un peu excessif sur la base des données à notre disposition, il a le mérite de nous alerter vigoureusement, en particulier ceux qui consomment des statines en espérant protéger leur cœur sans se faire de mal par ailleurs.

CONCLUSION

L'ensemble de ces données suggère que les statines sont des médicaments extraordinairement toxiques. Mais, en dehors des effets musculaires et digestifs qui provoquent des symptômes, cette toxicité est sournoise et pernicieuse puisqu'il s'agit de cancers et de déclin cognitif, des désordres longtemps asymptomatiques et que l'on découvre toujours trop tard.

Les dossiers scientifiques concernant les effets de statines sur les cancers et les pathologies cérébrales ne sont pas d'une solidité à toute épreuve car rien n'est fait pour aider à la clarification par ceux qui en auraient les moyens. On peut même dire que tout est fait pour obscurcir le paysage ! Malgré cela, je pense qu'il y a suffisamment de données pour s'inquiéter et s'interroger (annexe 11). Il faut le faire savoir aux médecins et au public. C'est du ressort de médias responsables !

CINQUIÈME PARTIE

SI CE N'EST PAS LE CHOLESTÉROL, C'EST QUOI ?

Voici la racine de ce désastre écologique qui frappe l'université. Y a-t-il un lien entre le marasme actuel de l'université et l'essor et le triomphe de la révolution gestionnaire des trente dernières années ? Pourquoi y a-t-il une telle immobilité intellectuelle dans tant de disciplines du monde académique ? Pourquoi le triomphe de la révolution gestionnaire nous a conduits à un moment à ce point réactionnaire au plan de la pensée ?

Lindsay Waters
L'Éclipse du savoir, Editions Allia, 2008

CHAPITRE 1

LA MORT DE TIM RUSSERT

TIM RUSSERT ÉTAIT UN JOURNALISTE POLITIQUE AMÉRICAIN, présentateur vedette de l'émission *Meet the press*, réputé pour l'intelligence de ses questions ; une véritable institution de la télévision et de la vie politique américaines. Tim Russert est mort le vendredi 13 juin 2008 à Washington d'une crise cardiaque tandis qu'il préparait l'émission dominicale qui l'avait rendu célèbre. Son décès, à l'âge de cinquante-huit ans, a été annoncé par une interruption des programmes sur de nombreuses chaînes de télévision, et ses funérailles ont réuni côte à côte les plus hautes autorités politiques du pays, aussi bien démocrates que républicaines.

Et alors ? pourrait-on me dire, ce n'est finalement qu'un décès parmi le million de décès cardiaques qui surviennent chaque année aux États-Unis ! Certes, mais la personnalité du défunt, les conditions de ce décès brutal associées aux doutes qui assaillent actuellement la société américaine à propos de l'efficacité de sa médecine ont provoqué une nouvelle vague d'interrogations.

Cette crise cardiaque n'était donc pas prévisible ? Ne pouvait-on empêcher cette mort injuste ? La principale question soulevée par les médias généralistes est : à quoi servent tous les discours triomphaux et les colossales dépenses de santé, si on n'est pas capable d'empêcher un homme de cinquante-huit ans de mourir sur un brancard dans le couloir d'un hôpital d'une des capitales de la planète ? En effet, selon les témoignages, Tim

Russert et ses médecins traitants – certainement les meilleurs que Washington puisse proposer à ses riches citadins – n'ont pas été pris par surprise : sa maladie cardiaque était connue et totalement asymptomatique (il n'avait aucune plainte). Il bénéficiait de tous les médicaments recommandés : il avait sa statine, son aspirine, son bêtabloqueur et d'autres encore. Il faisait régulièrement des bilans biologiques – son « mauvais » et son « bon » cholestérol étaient parfaits –, cliniques – sa pression artérielle était normale et sa dernière épreuve d'effort, satisfaisante – et paracliniques, avec un calcium coronarien (le dernier test prédictif, très coûteux) qui ne le situait pas dans la catégorie des patients à risque élevé. En outre, il bénéficiait d'un programme médicalisé de réadaptation à l'effort, il ne semblait pas fumer (au moins en public), sa vie familiale et conjugale semblait calme, il n'était pas menacé par le chômage ou des banquiers vindicatifs, il prenait régulièrement des vacances (il revenait de vacances en Italie). Bref, rien ne laissait supposer une mort imminente.

Devant une telle injustice médicale, une cohorte de célébrités cardiologiques vont être appelées à donner leurs explications. Je ne vais pas citer tous les commentaires que j'ai lus sur les différents sites Web américains (*medscape, heartwire, theheart.org*) que les médecins consultent régulièrement pour se maintenir informés et qui sont aussi accessibles au public et aux médias généralistes.

Le célèbre Pr Topol de la célèbre Scripps Clinic à La Jolla en Californie est bien connu pour défendre l'idée que les statines ont des effets protecteurs pour le cœur, indépendamment de leurs effets sur le cholestérol (lire page 255). Il déclare que des tests génétiques et/ou la mesure répétée de la CRP (un très mauvais paramètre biologique d'inflammation) auraient permis de prévoir le décès de Tim Russert. Mais, Topol ne dit rien quant à la façon de prévenir ce décès après que le test génétique et le degré d'inflammation évalué par la

CRP lui eurent indiqué que Tim était menacé. Aurait-il tenté une manipulation génétique ? Aurait-il prescrit un anti-inflammatoire ? Le Vioxx peut-être ? Aurait-il doublé les doses de statine ?

Une autre célébrité américaine, le Pr Zipes de l'université d'Indianapolis, ne semble pas plaisanter non plus en déclarant que si Tim était mort sous statine, c'était soit que la dose de statine était trop faible (alors que son cholestérol était bas, selon ses médecins traitants), soit qu'il ne prenait pas sa statine régulièrement. Bref, si ce sont des célébrités cardiologiques de cette envergure qui soignaient le pauvre Tim Russert, sa fin tragique n'est pas très étonnante.

LES CARDIOLOGUES ET INTERNET

Les commentaires sur les sites Web à propos de la mort de Russert ne sont certes pas représentatifs des médecins et cardiologues américains en général. En effet, ces sites sont souvent créés par les industriels, qui en font un outil de marketing. Parfois, ils sont indépendants mais ils sont largement subventionnés par des industriels qui les utilisent pour faire la promotion de leurs produits. Sur ces sites, une manière efficace de plaire et complaire aux sponsors et annonceurs est de prétendre rapporter l'actualité médicale de façon ouverte et équilibrée. En fait, cette actualité est soigneusement sélectionnée. Parfois, les pages rapportant les miracles des médicaments sont tout simplement achetées comme des pages de publicité et font semblant de rapporter objectivement des données scientifiques. Il faut être bien naïf pour tomber dans de tels pièges. Personnellement, je consulte ces sites Web pour me tenir au courant de l'évolution de l'actualité telle qu'elle est manipulée par ces médias « sous ordre », et évidemment pour en faire une double lecture.

DE QUOI EST MORT TIM RUSSERT ?

Apparemment, c'est une mort subite provoquée par un infarctus. L'infarctus du myocarde et la mort subite sont des maladies du mode de vie. Je ne connais pas le dossier médical de Tim Russert et je ne ferai pas de suppositions hâtives. Mais, je puis affirmer que nous pouvons échapper à ces maladies et que, pour la majorité d'entre nous, on peut y arriver sans médicament et sans rien faire avec le cholestérol. Je n'oserais pas dire que nous pouvons y échapper dans 100 % des cas car, nos sociétés évoluant, les conditions d'existence changent et les toxiques auxquels nous sommes soumis changent également. Outre les toxiques qui ont envahi notre environnement, nous subissons des modifications radicales de la qualité de notre alimentation, en particulier un appauvrissement sans précédent de nos aliments en nutriments importants. Les recherches sur ce point sont balbutiantes, et il est probable que certains de ces nutriments protecteurs nous soient encore inconnus. Quelle ne fut pas ma surprise de découvrir très récemment les extraordinaires qualités protectrices pour le cœur de polyphénols de la classe des anthocyanidines ! Il y a seulement quelques années, je n'aurais pas dépensé un centime d'euro pour étudier ces nutriments pourtant présents en grande quantité dans certains fruits et légumes, à condition de ne pas avoir été cultivés avec des masses de pesticides ! Inutile de dire que la publication des résultats de nos recherches n'a fait l'objet d'aucune promotion sur les sites Web de cardiologie cités plus haut !

Cet appauvrissement de notre alimentation et l'invasion de toxiques multiples constituent des problèmes gravissimes pour la prévention des maladies cardiovasculaires. Malheureusement, nous ne sommes qu'au début des recherches sur ces aspects inattendus des causes de l'infarctus et de la mort subite. Je n'en dirai donc pas plus.

En revanche, je vais exposer ce que nous savons sur les causes bien identifiées de l'infarctus et du décès cardiaque et sur la façon de se prémunir vis-à-vis de ces menaces bien réelles.

CHAPITRE 2

RETOUR AU BON SENS ET AUX FONDAMENTAUX DE LA CARDIOLOGIE

APRÈS LA PUBLICATION DE MON LIVRE *Dites à votre médecin que le cholestérol est innocent…*, certaines réactions du public (qui n'avait pas lu le livre) ont été : « *Chic alors, si le cholestérol ce n'est pas grave, on va pouvoir manger ce qu'on veut et autant qu'on veut ! Et si ce n'est pas le cholestérol le responsable, c'est quoi ?* »

On peut trouver les réponses à ces réactions dans mon livre précédent, mais je tiens à revenir sur ces deux points particuliers de façon très simple.

SI LE CHOLESTÉROL EST INNOCENT, PEUT-ON FAIRE N'IMPORTE QUOI ?

La réponse est négative. C'est même le contraire. Mais si nous devons faire attention, c'est à autre chose qu'au cholestérol. En effet, ce que je montre (ainsi que toutes les données scientifiques discutées dans mes livres), c'est que les régimes et les médicaments anti-cholestérol sont inefficaces pour préserver notre santé et sauver nos vies. Innocenter le cholestérol veut seulement dire que le cholestérol ne doit pas être la cible de notre effort de prévention.

Alors, quelles sont les cibles à privilégier ?

Protéger notre santé passe par trois aspects primordiaux de notre mode de vie :

• ne pas fumer (et essayer de respirer un air non pollué) ;
• avoir un exercice physique et musculaire optimal ;
• adopter une diète dite méditerranéenne ou une de ses variantes.

Au-delà de ces impératifs minimaux, qui évidemment ne nous assurent pas d'être tous de gaillards centenaires, car d'autres facteurs ne sont pas négligeables (prédispositions individuelles ou génétiques, facteurs psychosociaux, contexte professionnel, chance ou hasard, etc.), on pourrait toujours faire mieux.

Mais cela devient alors compliqué et difficilement accessible pour tout un chacun. Le principal facteur limitant devient économique. Dans le contexte social actuel, se protéger encore mieux est très dispendieux et devient un privilège de riche.

QU'EST-CE QUE LA DIÈTE MÉDITERRANÉENNE ?

C'est le seul modèle nutritionnel global qui, à ce jour, ait fait la preuve de son efficacité clinique ; efficacité clinique jamais contredite par aucune étude. Ça nous change des interminables controverses à propos du cholestérol et des statines. Quand je dis « efficacité clinique », je veux dire que cette diète a été testée selon les critères de la science moderne. D'autres régimes ou diètes particulières sont peut-être intéressants mais ils n'ont pas été passés au crible de la science.

QU'EST-CE QU'UN EXERCICE PHYSIQUE ET MUSCULAIRE OPTIMAL ?

On lit souvent que le jogging quotidien (marche rapide) est l'exercice physique adéquat pour préserver sa santé. C'est vrai dans une certaine mesure, notamment dans une société où la sédentarité prend de plus en plus souvent la forme d'une absence totale d'exercice physique. C'est vrai aussi pour des adultes qui ont été longtemps

LA DIÈTE MÉDITERRANÉENNE EN QUELQUES MOTS

La diète méditerranéenne est une diète riche en céréales peu raffinées, surtout le blé consommé sous forme de pain, de pâtes, de couscous, etc. Elle est riche en fruits et en légumes frais consommés de façon saisonnière. Les légumes-feuilles, en particulier, sont très appréciés et proposés à tous les repas. Elle est également riche en légumes secs : haricots, fèves, pois (chiches et autres), lentilles. Les Méditerranéens consomment des fruits à coque (amandes, noix, noisettes) et, pendant l'hiver, des fruits séchés, comme les fameux raisins de Corinthe, mais aussi des figues et des abricots. Ils consomment les œufs, les poissons et les viandes (plutôt volailles et lapins, dans certaines zones) de façon modérée en général. Ils consomment des produits laitiers mais seulement fermentés (fromage et yogourts) en quantités faibles à modérées, et surtout ceux faits à partir de lait de brebis et de chèvre. L'huile d'olive est l'huile exclusivement utilisée pour la cuisine, et, évidemment, on ignore le beurre ainsi que les huiles polyinsaturées (tournesol, maïs, etc.). Les herbes aromatiques (romarin, thym et origan), l'ail et l'oignon sont largement utilisés pour la préparation des repas, de même que les jus de citron et autres agrumes. Pour plus de détails, je renvoie les lecteurs à mes livres précédents.

sédentaires et qui veulent changer leur mode de vie et augmenter leur activité physique. Mais il ne faut pas jouer à Tarzan ou au marathonien à un âge avancé. C'est vrai enfin quand on réduit la notion d'activité physique à une stratégie de prévention des maladies cardiovasculaires. Un stress modéré de son système cardiovasculaire avec un jogging (marche rapide) est en effet une bonne approche, surtout à partir d'un certain âge (variable suivant chacun).

Mais on peut faire encore mieux, en conservant – ou en augmentant – une masse musculaire importante, ce qui nécessite plus qu'un simple jogging. Notre masse musculaire est une réserve de protéines et d'acides aminés. Ces molécules sont indispensables à tous nos organes (pour se construire, se déconstruire et se reconstruire) et à notre système immunitaire en cas d'agression. La vie quotidienne étant une suite ininterrompue de stress physiques et mentaux de toutes sortes, nous les supportons d'autant mieux que tous nos organes et systèmes de défense peuvent y répondre le plus rapidement et efficacement possible. On comprend ainsi l'importance de ne pas empoisonner nos muscles avec des statines (lire page 201) et de garder des systèmes d'alerte performants, sachant qu'ils dépendent d'hormones, dont le précurseur est précisément le cholestérol.

SI CE N'EST PAS LE CHOLESTÉROL, C'EST QUOI ?

Cette question est cruciale pour deux raisons. Premièrement, si je prétends que le cholestérol n'est pas la cause de l'infarctus, je me dois de proposer une explication alternative n'impliquant pas le cholestérol. Deuxièmement, si je bouscule les certitudes à propos du cholestérol, la moindre des choses pour calmer l'anxiété générée, c'est d'expliquer comment les artères se bouchent vraiment et comment l'infarctus arrive réellement. Je vais prendre comme exemple l'infarctus du myocarde, mais le mécanisme que je vais décrire peut s'appliquer plus ou moins à toutes les pathologies cardiovasculaires.

QU'EST CE QUE L'INFARCTUS DU MYOCARDE ?

L'infarctus est dû à une occlusion totale d'une artère coronaire. Cette occlusion est due dans 99 % des cas à la formation d'un caillot de sang dans l'artère.

Le caillot est le résultat de trois phénomènes biologiques :

• Le point de départ est l'agrégation des plaquettes sanguines et la formation d'un petit caillot friable et pas très solide.

Le cholestérol ne joue aucun rôle dans la biologie des plaquettes.

• Le second mécanisme conduit à la solidification du caillot et implique ce qu'on appelle la voie de la coagulation. Cela aboutit à la formation de thrombine, un enzyme transformant le fibrinogène en filaments de fibrine qui enserrent les plaquettes dans un filet très solide.

Le cholestérol ne joue aucun rôle dans la coagulation et la formation de thrombine ou de fibrine.

• Un troisième mécanisme biologique, la fibrinolyse, se déclenche dès que la voie de la coagulation est activée. Cela permet de limiter dans l'espace et le temps la formation des filaments de fibrine. La fibrinolyse aboutit à la formation d'un enzyme, la plasmine, qui casse les filaments de fibrine et crée une sorte d'équilibre entre la formation et la destruction de fibrine. La fibrinolyse est donc un mécanisme « anti-caillot », contrairement aux deux premiers mécanismes, mais le résultat (le caillot qui bouche l'artère) dépend des interactions entre ces trois mécanismes.

Le cholestérol ne joue aucun rôle dans la fibrinolyse.

À ce point du raisonnement, et alors que nous avons totalement innocenté le cholestérol dans le principal mécanisme de l'infarctus (la formation du caillot), je dois faire deux remarques.

La première, c'est qu'un certain nombre de facteurs du mode de vie agissent sur les plaquettes, la coagulation ou la fibrinolyse. Ils sont ainsi directement responsables de la formation du caillot et donc, de l'infarctus. Certains de ces facteurs peuvent aussi – accessoirement – augmenter le cholestérol et donner l'impression (fausse) que le cholestérol est impliqué dans la formation du caillot. Cela explique pourquoi il peut y avoir une association statistique entre le cholestérol et le risque d'infarctus, comme je l'ai expliqué précédemment (lire page 78), sans que le cholestérol ne soit la cause de l'infarctus. Ce sont ces facteurs (appelons-les facteurs Z) qui agissent à la fois sur le caillot et le cholestérol. Ils entretiennent la confusion et font croire que le cholestérol est la cause de l'infarctus. C'est le cas de la consommation d'acides gras saturés ou d'acides gras *trans*, par exemple. J'énumère quelques facteurs Z à la fin du livre (annexe 12).

Concernant la formation du caillot, on peut donc dire que le cholestérol n'est qu'un témoin innocent. De même que se débarrasser d'un témoin n'empêche pas le criminel d'agir, diminuer le cholestérol n'empêche ni le caillot ni l'infarctus.

La deuxième remarque, c'est qu'il ne sert à rien de diminuer le cholestérol avec un médicament puisqu'il est innocent, surtout si en même temps on laisse courir les vrais criminels. Ce sont les criminels qu'il faut neutraliser.

Il faut donc neutraliser les facteurs Z (et d'autres facteurs n'ayant aucun lien avec le cholestérol) car ce sont eux les vrais responsables de la formation du caillot et de l'infarctus. C'est donc à certains aspects de notre mode de vie, entre autres les facteurs Z, qu'il faut s'attaquer. Pour cela, je le répète, la meilleure stratégie globale est de ne pas fumer, d'avoir un exercice physique optimal et d'adopter une diète méditerranéenne.

ET L'ATHÉROSCLÉROSE DANS TOUT ÇA ?

À ce point de la démonstration, on peut me dire que le caillot survient rarement sur une artère totalement indemne et que, en fait, il se forme en général au niveau d'une lésion d'athérosclérose. C'est tout à fait vrai dans la majorité des infarctus, quoique, parfois, l'artère puisse paraître totalement indemne. Examinons maintenant les lésions d'athérosclérose qui sont souvent présentes au niveau du caillot responsable de l'occlusion artérielle. Ces lésions d'athérosclérose (le mot « athérosclérose » est un condensé des mots « athérome » et « sclérose ») bouchent en partie l'artère, mais jamais complètement. Elles ne bouchent jamais l'artère complètement et ne sont donc pas, contrairement au caillot, responsables de l'infarctus. Elles peuvent toutefois amputer jusqu'à 80 %, voire 90 %, du canal de l'artère. Pour que l'obstruction progressive de l'artère entraîne des manifestations cliniques (angine de poitrine ou angor d'effort), il faut que le rétrécissement (la sténose) soit d'au moins 70 %. Le degré de sténose n'est pas, contrairement à ce que pensent beaucoup de médecins, un critère de dangerosité de la lésion d'athérosclérose. Les sténoses les plus anciennes sont évidemment les plus serrées, mais elles sont moins dangereuses (car plus stables et fibrosées) que les lésions jeunes, qui sont moins sténosantes mais instables. Je vais revenir sur cette notion de stabilité. Ces lésions d'athérosclérose, en dehors du caillot qui s'y accroche éventuellement, sont formées de deux parties principales :

- La **sclérose** : une sorte de tissu cicatriciel (ou de fibrose) formé de fibres de collagène, d'élastine et de cellules (essentiellement de type fibroblaste ou fibrocyte). C'est du tissu inflammatoire chronique, un peu comme une tumeur bénigne, et, pendant longtemps, les chercheurs ont comparé la fibrose de l'artère au fibrome de l'utérus.

Le cholestérol ne joue aucun rôle dans la sclérose (ou la fibrose) qui représente en moyenne 70 % de la lésion d'athérosclérose. C'est cette partie inflammatoire chronique et dure de la lésion que le cardiologue fait exploser avec son ballonnet au moment de l'angioplastie – un traitement très efficace de l'athérosclérose.

- L'autre partie est l'**athérome**, c'est-à-dire du tissu mou (par opposition à la sclérose qui est rigide) riche en lipides et généralement situé au centre de la lésion d'athérosclérose (on parle de « cor lipidique »). Avec le temps, et suivant le type d'artère touchée, le centre de la lésion perd son aspect graisseux et devient un magma appelé *dead zone*, effectivement riche en tissu mort (nécrosé). L'athérome représente en moyenne 30 % de la lésion d'athérosclérose. Tant que la lésion est jeune, la composition lipidique de l'athérome ressemble à la composition lipidique du plasma à jeun avec des triglycérides, des phospholipides, des acides gras et du cholestérol. Le cholestérol représente au maximum (chez les patients avec une sévère hypercholestérolémie) 30 % de la totalité des lipides, et donc au maximum 10 % de la lésion d'athérosclérose obstructive.

On peut donc dire que le cholestérol n'est qu'un constituant lipidique de la lésion d'athérosclérose parmi d'autres et ne peut être tenu pour responsable (ou seulement pour 10 %) de l'obstruction partielle et lentement progressive de l'artère due à ces lésions chroniques. Les gens qui disent que nous avons dans nos artères « des plaques de cholestérol » sont soit incompétents, soit mal informés, soit des menteurs.

La question suivante est de savoir comment et pourquoi un caillot se forme au contact de certaines lésions d'athérosclérose et provoque ainsi l'infarctus ?

Deux mécanismes ont été identifiés.

Le premier serait une altération de la fine membrane (appelée endothélium) qui sépare la paroi interne de l'artère du sang qui s'écoule dans l'artère. En principe, cette membrane joue un rôle antiplaquettaire (un peu comme l'aspirine) et anticoagulant (un peu comme un autre médicament couramment utilisé, l'héparine) pour empêcher que ne se forment des caillots le long des parois des artères et permettre l'écoulement du sang. Si l'endothélium fonctionne mal ou s'il est abîmé au niveau d'une lésion d'athérosclérose, un caillot peut se former à ce niveau. Des altérations de l'endothélium peuvent être provoquées par un mode de vie délétère, notamment le tabac (le monoxyde de carbone a été identifié comme le principal agresseur de l'endothélium), et de mauvaises habitudes alimentaires. Par exemple, si nos apports en certaines vitamines B sont insuffisants ou si nos apports en acides gras polyinsaturés ne sont pas équilibrés de façon adéquate, les systèmes enzymatiques de l'endothélium (NO synthase et prostacycline synthétase, pour citer les deux plus importants) fonctionnent mal.

Le cholestérol ne joue aucun rôle dans le fonctionnement de ces systèmes enzymatiques et aucun rôle sur la santé de l'endothélium des artères. Le diabète et l'hypertension artérielle contribuent aussi à un mauvais fonctionnement de l'endothélium, mais on comprend moins bien pourquoi. Ce qui est sûr, c'est qu'il est préférable de ne pas être diabétique ou hypertendu. Inversement, l'exercice physique constitue un très bon facteur d'entretien de notre endothélium. Pour certains chercheurs, c'est même essentiellement par son effet protecteur de l'endothélium que l'exercice nous protégerait de l'infarctus.

Le deuxième mécanisme à l'origine de la formation d'un caillot au niveau d'une lésion d'athérosclérose est l'érosion ou l'ulcération de la plaque d'athérosclérose. Cela peut ressembler à une simple déchirure de l'endothélium (érosion), ou bien à un furoncle qui s'abcède dans la lumière de l'artère et qui provoque immédiatement la formation d'un caillot puisqu'il y a disparition de l'endothélium anticoagulant et antiplaquettaire. Si le système fibrinolytique ne fonctionne pas bien (c'est souvent le cas chez les diabétiques, par exemple), le caillot prend du volume jusqu'à boucher l'artère et provoquer l'infarctus.

Nous ne savons pas encore avec certitude pourquoi certaines plaques s'érodent ou s'ulcèrent (deviennent instables) et d'autres restent stables. On pense qu'une plaque peut être fragilisée – et se rompre – à cause de facteurs extérieurs à la plaque, par exemple un flux sanguin à haute pression (chez les patients ayant une forte hypertension artérielle), ou à cause de facteurs intrinsèques à la plaque.

QUELS SONT CES FACTEURS INTRINSÈQUES ?

Les plus importants sont des enzymes qui tendent à diminuer la sclérose (ou la fibrose). Ces enzymes anti-fibroses sont appelés des métalloprotéinases. C'est un nom barbare pour dire qu'ils contiennent un métal et qu'ils détruisent les protéines présentes dans la fibrose artérielle. En diminuant la fibrose, ces enzymes fragilisent la lésion d'athérosclérose, car ils diminuent son épaisseur et donc sa résistance aux facteurs externes. Ces métalloprotéinases sont des armes à double tranchant. Elles ralentissent la formation de la fibrose (et l'obstruction progressive de la lumière de l'artère) mais, en même temps, elles fragilisent la plaque et augmentent le risque d'une ulcération de la lésion.

Une fois encore, le cholestérol ne joue aucun rôle dans le fonctionnement des métalloprotéinases et aucun rôle dans la fragilisation des lésions. Inversement, certains nutriments bien connus pour protéger de l'infarctus, les acides gras oméga-3 et certains polyphénols (notamment ceux présents dans le vin et le raisin) par exemple, sont de puissants inhibiteurs des métalloprotéinases.

Les polyphénols et les acides gras oméga-3 (surtout ceux qui s'intègrent dans l'athérome) sont des stabilisants des plaques d'athérosclérose. Cela souligne leur importance dans la prévention de l'infarctus.

Quant aux médicaments anti-inflammatoires (les stéroïdes ou le Vioxx), on peut comprendre pourquoi ils sont dangereux. Ils peuvent diminuer l'inflammation cicatricielle et protectrice (la fibrose) dans certaines lésions (donc contribuer à les fragiliser) et, dans le même temps, diminuer l'activité des métalloprotéinases dans d'autres lésions (donc les consolider). C'est un peu la roulette russe : quelquefois, ça peut protéger, mais souvent, ça peut précipiter les complications !

C'est l'un des enseignements de l'histoire du Vioxx. Cette rupture de la lésion d'athérosclérose dans la lumière de l'artère est assez rare, mais provoque obligatoirement la formation d'un caillot, puisque la capacité anti-caillot de l'endothélium est réduite à néant sur le site de la rupture.

ET POURQUOI PAS DES ANTICOAGULANTS CONTRE LES CAILLOTS ?

Certains pourraient en conclure que le meilleur moyen de se protéger du caillot serait finalement de prendre des médicaments anti-caillots (on dit anticoagulants) toute sa vie. On y a pensé et on a essayé. Des essais cliniques ont été conduits pour vérifier cette hypothèse. Ce fut un échec.

Pourquoi ? Parce que dans certaines artères, notamment les artères carotides, le mode évolutif des lésions n'est pas toujours celui que je viens de décrire. Parfois, quand la fibrose (la partie sclérose de la lésion) prend de l'épaisseur, ce tissu quasi tumoral (j'ai parlé plus haut de quelque chose qui ressemble à un fibrome de l'utérus) développe des néovaisseaux pour nourrir le tissu qui prolifère.

Ces vaisseaux anormaux ne sont pas importants en volume, mais ils sont très fragiles et se rompent beaucoup plus facilement que des vaisseaux normaux. Si ces petites ruptures surviennent chez des patients qui reçoivent des anticoagulants, on peut avoir des hémorragies au sein même des lésions qui, par elles-mêmes, peuvent accélérer de façon dramatique le degré d'obstruction – la plaque se met à gonfler de l'intérieur comme un hématome – et surtout entraîner la déstabilisation de la lésion et donc, augmenter le risque de rupture, et à nouveau de caillot.

Du fait du traitement anticoagulant, ce caillot est moins solide (c'est un avantage) mais plus enclin à se décrocher de son site de naissance et à provoquer une embolie (un déplacement du caillot dans le courant sanguin), donc une occlusion un peu plus périphérique mais qui peut être catastrophique s'il s'agit d'une artère cérébrale. Les expériences cliniques ont montré, en conséquence, qu'il n'y avait aucun intérêt, sauf cas particuliers, à traiter de façon générale avec des anticoagulants pour la prévention des maladies cardiovasculaires.

En résumé, le cholestérol ne joue qu'un rôle négligeable, aussi bien dans l'occlusion artérielle aiguë (rupture de plaque et caillot) qui provoque l'infarctus que dans l'occlusion lente et progressive de l'athérosclérose.

QUAND L'INFARCTUS EST MORTEL

Environ 50 % des patients qui présentent un infarctus en meurent de façon très rapide, dans les premières heures ou les quelques jours qui suivent les premiers symptômes d'infarctus. La majorité de ceux qui en décèdent très vite (dans les toutes premières heures) meurt d'une arythmie cardiaque. C'est le syndrome de mort subite. C'est comme ça que Tim Russert est mort.

Le cholestérol ne joue aucun rôle dans les arythmies cardiaques qui provoquent la mort subite. Le cholestérol n'est pas non plus un médiateur de l'activité électrique normale du cœur.

Parmi les facteurs protecteurs, figurent les acides gras oméga-3, très présents aussi dans la diète méditerranéenne traditionnelle, l'activité physique et la consommation modérée d'alcool.

Les autres décès au cours ou au décours de l'infarctus, et qui ne sont pas en rapport avec un trouble de l'électricité du cœur, sont dus en général à une défaillance de la pompe cardiaque. L'infarctus a détruit trop de tissu cardiaque et le cœur ne peut plus faire son travail de pompe. C'est le syndrome d'insuffisance cardiaque post-infarctus.

Le cholestérol ne joue aucun rôle dans ce syndrome, et les statines, contrairement à ce qu'ont prétendu certains (lire page 149), n'ont aucun rôle protecteur.

Certains facteurs encore mal connus (au moins chez les humains) permettent de limiter la masse de tissu nécrosé et de réduire le risque d'insuffisance cardiaque post-infarctus. Parmi ces facteurs, notre équipe – nos résultats ont été confirmés par d'autres équipes – en a identifié au moins trois en utilisant des modèles de cardiologie expérimentale : c'est la consommation modérée d'alcool, certains flavonoïdes et les acides gras oméga-3. Ces trois facteurs sont des composants majeurs de la diète méditerranéenne.

CONCLUSION

Il est clair que le cholestérol ne joue aucun rôle important dans les mécanismes physiopathologiques qui déterminent l'infarctus du myocarde (c'est-à-dire la formation du caillot) ou les complications immédiates (arythmies) ou tardives (insuffisance cardiaque) de l'infarctus (annexe 12).

En particulier, le cholestérol ne joue :

- aucun rôle dans la biologie des plaquettes sanguines ;
- aucun rôle dans la coagulation ;
- aucun rôle dans la fibrinolyse ;
- aucun rôle important dans l'obstruction chronique (et lente) de l'athérosclérose ;
- aucun rôle dans l'inflammation subaiguë de l'ulcération ou de la rupture de lésion d'athérosclérose ;
- aucun rôle dans les arythmies cardiaques de la phase aiguë d'infarctus ;
- aucun rôle dans la capacité de résistance du myocarde à l'ischémie et dans la taille finale de l'infarctus ;
- aucun rôle dans l'insuffisance cardiaque post-infarctus qui conditionne le pronostic à long terme d'un patient ayant eu un infarctus.

CHAPITRE 3

MODE DE VIE ET CONDITIONS D'EXISTENCE

LES MALADIES CARDIOVASCULAIRES SONT ESSENTIELLEMENT LE résultat de nos modes de vie, eux-mêmes en partie déterminés par nos conditions d'existence.

Certes, à l'échelon individuel, certains d'entre nous semblent prédisposés, tandis que d'autres sont apparemment protégés. Ce qui veut dire que pour un mode de vie délétère identique, certains seront rapidement malades, tandis que d'autres résisteront plus longtemps. Toutefois, à l'échelle d'une population homogène, cela ne fait pas beaucoup de différence car, que nous soyons protégés ou prédisposés, nous ne pouvons rien changer à ces caractéristiques familiales et générationnelles. Qui plus est, ces protections et prédispositions sont très relatives : un « prédisposé » peut totalement effacer son risque, à condition d'adopter un mode de vie protecteur, tandis qu'un « protégé » peut totalement annuler sa protection si son mode de vie est délétère.

Si notre mode de vie est en grande partie déterminé par nos conditions d'existence, une question immédiate vient à l'esprit : est-ce que notre niveau social, nos revenus, notre niveau d'éducation, la classe sociale à laquelle nous appartenons jouent un rôle quelconque dans nos risques de faire un infarctus ou de mourir d'une attaque cardiaque ?

La réponse est apparemment positive. En effet, les conditions de travail, le niveau de stress (ou de contrainte) au travail ou encore nos connaissances basiques sur les mécanismes des maladies – qui dépendent aussi bien de notre culture générale que du niveau de diplôme atteint pendant la scolarité – sont associés au risque cardiovasculaire.

Un autre facteur mal connu concerne la relation entre notre positionnement socio-économique (statut social) et la qualité de notre alimentation quotidienne. Plus on est aisé financièrement et plus nos aliments sont de qualité. Ce fut longtemps un handicap pour les riches, qui étaient plus victimes des maladies cardiovasculaires que les plus modestes – avant la dernière révolution agricole, leur nourriture était trop abondante, trop riche. Depuis deux ou trois décennies environ, les termes de cette équation ont changé et, avec l'extraordinaire dégradation qualitative des aliments commercialisés, ce sont désormais les plus pauvres qui sont les plus mal nourris et qui paient le plus lourd tribut à ces maladies. De maladie de l'abondance et des classes bourgeoises, les pathologies cardiovasculaires sont redevenues des maladies des classes les moins privilégiées.

Mais cela ne doit pas être vu comme quelque chose d'inéluctable. Comme je l'ai dit au début de ce chapitre, notre mode de vie n'est que partiellement déterminé par nos conditions d'existence. C'est aussi le résultat de nos choix. Mais encore faut-il que ces choix soient motivés sur la base d'une information claire et objective.

En matière nutritionnelle, il est du ressort du système éducatif primaire, puis du réseau des soins primaires (médecins généralistes et pharmaciens) de transmettre cette culture de base qui devrait permettre à tout un chacun, quels que soient son niveau social et ses revenus, de faire des choix alimentaires adaptés pour protéger sa santé. Il n'est pas indispensable de consommer des aliments coûteux (réservés aux riches, évidemment) pour protéger sa santé, on peut faire des choix stratégiques dans une gamme d'aliments bon marché.

CONCLUSION

« Notre époque, comme bien d'autres avant elle, est le théâtre d'une guerre brutale mais silencieuse des plus âgés contre les plus jeunes. Comment cette guerre entre les générations se manifeste t-elle ? De deux façons qui se recouvrent : la censure et la défense du statu quo qui tous les deux avancent masqués .... Cette défense du statu quo est difficile à discerner car ses partisans tendent à se travestir en innovateurs plutôt qu'à apparaître comme des ennemis de la promesse. »

LINDSAY WATERS

EXTRAIT DE L'ÉCLIPSE DU SAVOIR, EDITIONS ALLIA, 2008

LE CHOLESTÉROL EST INNOCENT

Après cet historique de la question du cholestérol et ce survol de l'histoire des statines, que pouvons-nous conclure ?

• Le cholestérol est innocent et il ne bouche pas les artères.
• Espérer qu'en diminuant son cholestérol on va améliorer son espérance de vie et réduire le risque de faire un infarctus est une illusion.
• Les médicaments et les diététiques anti-cholestérol se sont avérés inefficaces et ne sont pas dépourvus d'effets indésirables qui, à long terme, pourraient être tragiques, ou au moins beaucoup plus dangereux que ce que les experts prétendent aujourd'hui.

En caricaturant un peu, et dans l'espoir de réveiller les consciences, il n'est pas faux de dire que nous suspectons les statines d'empoisonner gravement les muscles, de favoriser les cancers et de rendre stupide ! Sans avoir le moindre effet protecteur pour le système cardiovasculaire.

Inversement, nous connaissons maintenant assez bien les véritables mécanismes biologiques qui conduisent à l'infarctus et au décès cardiaque, nous avons bien identifié que ces maladies sont des conséquences de modes de vie délétères et nous disposons de données scientifiques solides permettant d'organiser la prévention des complications cardiaques gravissimes de l'athérosclérose. Cette prévention efficace n'a rien à voir avec le cholestérol, et les médicaments anti-cholestérol, notamment les statines, sont inefficaces.

Pourtant, environ 7 millions de Français adultes se voient prescrire ces médicaments, et bien plus encore luttent désespérément et quotidiennement pour diminuer leur cholestérol à l'aide de régimes et d'aliments qui n'ont jamais fait la preuve de leur efficacité pour empêcher les complications cardiovasculaires.

On estime à 25 millions (minimum) le nombre d'Américains consommant régulièrement des statines. Et tous ces efforts inutiles, et incroyablement dispendieux en France, aux États-Unis et ailleurs, pour s'empoisonner méthodiquement les muscles et le tube digestif, très probablement augmenter son risque de cancer et accélérer la perte des capacités intellectuelles, si je résume en quelques mots les effets indésirables des seules statines.

Pourquoi une telle discordance entre les réalités scientifiques et les croyances et pratiques des professionnels ?

Pourquoi de telles illusions aussi bien chez les patients (ou les simples citoyens en bonne santé) que chez les praticiens ?

Pourquoi cette apparente unanimité des sociétés dites savantes et des agences de régulation des produits de santé ?

Pourquoi, si longtemps, si peu de voix discordantes ?

L'explication de cette tragicomédie sociétale et économique est à débusquer dans les rapports troubles qu'entretiennent les mondes de la santé et de la recherche médicale et les puissances économiques du secteur agrobusiness et industrie pharmaceutique.

Dans le numéro du 26 janvier 2006 du prestigieux journal officiel de l'*American Medical Association*, un groupe d'universitaires américains (emmené par T. Brennan de la faculté de médecine de Harvard, près de Boston) écrivait que « *les influences économiques posent aujourd'hui des problèmes extraordinaires aux professions médicales. L'obligation des médecins à servir autrui en priorité, à mettre les intérêts des patients au premier rang de leurs préoccupations, et enfin l'intégrité scientifique et l'absence de biais mercantiles dans les décisions médicales au-dessus de toute autre considération sont désormais la source de conflits d'intérêt financiers majeurs et fréquents* ».

Ils ajoutaient que « *le plus terrible de ces conflits d'intérêt émane des relations troubles entretenues par les médecins avec l'industrie pharmaceutique* ».

Ces universitaires disaient aussi que l'industrie pharmaceutique avait fait des efforts considérables pour assainir cette situation au cours de la décennie précédente, mais que ça n'avait pas été suffisant pour résoudre cette crise. Apparemment, les patients américains avaient encore de sérieux doutes concernant l'honnêteté et l'intégrité de leurs médecins. Évidemment, cette suspicion ne concernait pas seulement les simples praticiens mais aussi les chercheurs, experts et professeurs d'université qui, de façons variées, collaborent avec l'industrie. En somme, bien peu d'innocents dans la profession, selon plusieurs enquêtes citées par Brennan et ses collègues.

Les universitaires de Harvard proposaient quelques recettes simples pour sortir de cet engrenage maléfique. Je vais en énumérer quelques-unes : interdiction pour les médecins de recevoir le moindre cadeau et le moindre échantillon de médicament, exclusion des comités et conseils médicaux formulant des recommandations officielles ou organisant des achats collectifs de tous les médecins ou experts ayant un lien quelconque avec des industriels, interdiction à toute agence, clinique ou université organisant la formation continue des médecins et d'autres corps de santé de recevoir le moindre subside ou aide de l'industrie pharmaceutique, interdiction aux médecins et étudiants de se faire payer des voyages et déplacements (professionnels) par des entreprises, interdiction pour les chargés de cours et enseignants de figurer dans les comités et conseils scientifiques ou médicaux gérés par des industriels, interdiction de contrats (concernant des consultations, avis ou programmes de recherche) entre l'industrie et des individus et publication (sur des sites Internet officiels et librement consultables) de tous les contrats de recherche entre l'industrie et une quelconque institution.

Ce catalogue pourrait faire rire tant il donne de la profession une image nouvelle et tellement différente de ce que les gens imaginent. Ainsi donc aux États-Unis, les docteurs, les grands professeurs de médecine seraient sensibles à toutes ces petites choses mesquines (échantillons, voyages, hôtels) et ne seraient pas au-dessus de la mêlée ! Ainsi donc, les recommandations dites officielles ne seraient que des émanations d'intérêts privés ! Ainsi donc, la formation continue des médecins serait sous la coupe des industriels qui ne le feraient pas de façon désintéressée ?

Les mêmes questions pourraient évidemment être posées en France.

Prenant acte de ces évidences, au mois de mai 2008, le conseil des affaires juridiques et éthiques de l'Association des médecins américains (AMA) a rendu public un *Rapport sur les recommandations éthiques pour les médecins et les professionnels concernant les aides apportées par l'industrie pour l'éducation professionnelle en médecine*[2]. Ce rapport (désormais dénommé *The Report* dans les médias spécialisés), qui reprend dans ses grandes lignes les conclusions et recommandations de Brennan et de ses collègues de Harvard citées plus haut, a aussitôt déclenché une tempête de protestations.

LES MÉDECINS ET LEURS REPRÉSENTANTS S'INDIGNENT

Voici en résumé quelques-uns des contre-arguments avancés. Premièrement, la conception du professionnalisme médical à laquelle se réfère *The Report* serait totalement archaïque ou, pour le dire

2 *Quiconque voudrait le consulter dans son intégralité le trouvera à l'adresse Web suivante : http://www.ama-assn.org/go/policyfinder.*

simplement, les médecins étant des commerçants comme les autres, on ne verrait pas pourquoi il faudrait empêcher tout lien commercial entre le business de la santé et les médecins.

Deuxièmement, avant de rompre ces liens commerciaux, il faudrait aussi réfléchir, au-delà de gains très hypothétiques en matière éthique, à ce que la médecine pourrait perdre en termes de recherche et développement en coupant tous les liens commerciaux. Les adversaires du *Report* allèguent notamment que les énormes progrès accomplis par la médecine au cours des dernières décades seraient essentiellement le résultat des liens commerciaux étroits entre l'industrie d'un côté et les universités et les centres de recherche de l'autre.

Les « mauvais côtés » du commerce dans les pratiques médicales seraient, selon les adversaires du *Report*, inhérents à toutes les activités humaines, anecdotiques (par rapport à l'énorme activité économique générée par le business de la santé) et surtout très largement compensés par les investissements financiers considérables des industriels dans la recherche médicale et dans la formation médicale continue, dont près de 60 % des coûts totaux seraient désormais couverts par les entreprises privées.

Finalement, les médecins ne seraient pas aussi stupides et cupides que *The Report* le prétend et seraient tout à fait capables de gérer les conflits d'intérêt générés par leurs liens multiples et anciens avec l'industrie et les entreprises privées. Quant aux scientifiques, il faut être complètement utopiste pour continuer à penser que leur but ultime n'est pas, comme dans toutes les autres professions, de s'enrichir grâce à leur travail, leurs efforts et les succès qu'ils peuvent obtenir. Les priver de sources de revenus additionnels à leurs activités spécifiques, sous prétexte d'altruisme gratuit, serait un retour aux idées socialistes et interventionnistes des années 1960-1970, et une terrible régression. Je cite et résume, les lecteurs ont compris !

On retrouvera les principaux aspects de cet argumentaire sous la plume de Thomas Stossel, également de Harvard, dans *The Medscape Journal of Medicine* (numéro du 12 juin 2008), un journal financé par des industriels pour assurer la formation médicale continue.

DES COUPABLES SOUS INFLUENCE

Je ne vais évidemment pas discuter le problème général des conflits d'intérêt des médecins dans ce livre. Il me paraît incongru, pour ne pas dire indécent, de faire porter le chapeau du manque d'intégrité dans les sciences médicales aux seuls médecins et scientifiques. Je crois vraiment qu'il ne pourrait pas y avoir de manipulations des données scientifiques aussi évidentes que celles que j'ai expliquées dans ce livre sans la complicité tacite ou active de nombreux médecins, experts et universitaires.

Mais comme le rappelle Catherine DeAngelis, rédactrice en chef du JAMA, dans un éditorial publié le 16 avril 2008, ces comportements coupables ne seraient pas possibles sans l'influence et la pression des industriels dont le *modus vivendi* est de générer des profits pour garantir les revenus de leurs actionnaires.

Je pense que la grande majorité des professionnels sont foncièrement honnêtes, mais profitent passivement (cadeaux, voyages, échantillons) des opportunités qui se présentent. Je pense que la grande majorité des professionnels croient fermement qu'ils agissent toujours dans l'intérêt de leurs patients et pas dans des perspectives commerciales. Mais les départements « marketing » des industriels savent aussi combien le moindre petit cadeau est toujours un gage de réciprocité.

Si je ne veux pas négliger ces aspects sombres de la profession et des comportements individuels, je pense que le plus important est ailleurs, il se trouve au cœur du fonctionnement économique des sociétés capitalistes postmodernes.

Il n'y a pas aujourd'hui, à l'ère de la finance toute-puissante, de business efficace sans manipulation des esprits. La falsification des données scientifiques fait partie de cette manipulation des esprits.

La question du cholestérol est un énorme business et il a toutes les apparences de la plus extraordinaire arnaque médicale et scientifique jamais perpétrée. Je l'ai déjà écrit dans un des chapitres introductifs, et je le répète maintenant en espérant que, de façon collective, nous saurons répondre à ce défi.

À l'évidence pourtant, vu l'imagination débordante des faussaires, il ne suffira pas d'être sur nos gardes (d'autant plus que nous ne sommes pas des policiers experts des enquêtes criminelles), il va falloir inventer de nouvelles règles de contrôle de qualité des essais cliniques. Surtout, il ne faudra pas se laisser endormir par tous les officiels, dans la profession et les médias (complices inertes ou volontaires de ces quinze années de turpitude), qui vont essayer de minimiser l'ampleur du désastre et nous faire croire que tout va pour le mieux dans le meilleur des mondes.

Les mondes des sciences et de la médecine ne sont aujourd'hui que des composantes d'un monde globalisé dont les règles de fonctionnement sont devenues universelles. Les lois de la marchandisation et de la propagande (mensonge et *storytelling*) sont omniprésentes et régulent le fonctionnement sociétal de la science et de la médecine ; et cela depuis quelques décennies.

Ce qui est absolument nouveau, aujourd'hui, c'est que tout le monde le sait.

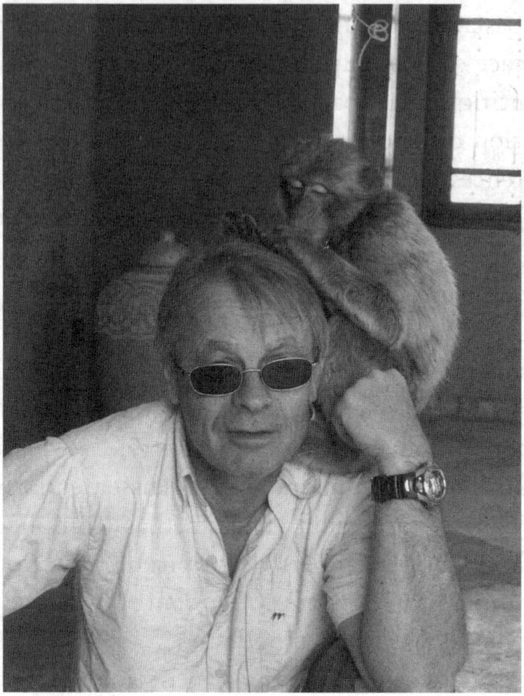

«Et je suis bien sûr qu'au lieu de s'attacher aux faits, certains iront nous chercher des poux dans la tête».

ANNEXES

ANNEXE 1

RISQUE D'AVC : LES FAUSSES BONNES RAISONS DE PRENDRE DES STATINES

UNE DES DIFFICULTÉS POUR SAVOIR SI ON DOIT DONNER DES statines aux personnes victimes d'un AVC vient du fait que certains prétendent que les statines ont d'autres propriétés que celle de diminuer le cholestérol, notamment anticoagulantes et anti-inflammatoires. Ce sont les effets dits « pléiotropes » des statines. Ces experts disent qu'on devrait prescrire les statines pour la prévention de l'AVC sans faire référence au cholestérol. Et, nouvelle pirouette, comme les patients avec AVC sont à risque d'infarctus, on fait d'une statine deux coups : l'effet pléiotrope pour empêcher l'AVC et l'effet anti-cholestérol pour empêcher l'infarctus. Nous allons voir ce qu'il faut penser de toutes ces pirouettes.

La troisième difficulté est d'ordre physiopathologique. On distingue schématiquement deux types d'AVC : ceux dus à l'occlusion d'une artère qui irrigue le cerveau et ceux dus à la rupture d'une artère à l'intérieur du cerveau. Les uns sont la conséquence d'un caillot (thrombose dans l'artère) et les autres d'une hémorragie. Il est totalement absurde d'appliquer le même traitement, notamment préventif, à ces deux types d'AVC. Les proportions respectives d'AVC dus à un caillot et dus à une hémorragie varient d'une population à l'autre. Il est aussi très important de comprendre que les lésions dans les artères qui irriguent le cerveau (carotides) sont différentes de celles présentes dans les artères du cœur (coronaires). La principale raison est que ces artères ont des structures différentes : les coronaires ont des parois riches en fibres musculaires, elles peuvent faire des spasmes musculaires. Les coronaires sont donc très solides et les ruptures de paroi (avec hémorragies) sont rarissimes tandis que les carotides sont riches en fibres élastiques, pauvres en muscles (jamais de spasmes) et fragiles, donc susceptibles de ruptures et d'hémorragies. Les hémorragies peuvent survenir à l'intérieur de la paroi de l'artère où des lésions d'athérosclérose ont pu s'incruster. Peu de médecins savent que la progression des lésions dans les artères carotides est souvent due à des hémorragies à l'intérieur des plaques d'athérosclérose. On a clairement montré que la zone centrale dite morte (la « *dead zone* » des anglo-saxons) des lésions d'athérosclérose des carotides est très riche en fer, ce qui témoigne d'une séquelle hémorragique. Pour rester sur l'effet anti-inflammatoire (le principal effet pléiotrope des statines), il faut souligner que cet effet anti-inflammatoire des statines sur les lésions d'athérosclérose des carotides a donné des résultats contradictoires. La situation serait presque comique s'il ne s'agissait de graves maladies. Certains chercheurs subventionnés par l'industrie ont prétendu que les statines avaient un effet anti-inflammatoire bénéfique sur les lésions des carotides tandis que d'autres chercheurs non subventionnés par l'industrie (mais des « sommités internationales » comme Renu Virmani aux États-Unis n'ont rapporté aucun effet des statines. Comme les premiers ont examiné une vingtaine de patients (*Circulation* 2001;103:926-33) et les autres près de 400 (*Stroke* 2006;37:2054-60), on comprendra que je prenne plus au sérieux les seconds que les premiers. On comprendra aussi pourquoi j'ai osé émettre l'opinion que les effets anti-inflammatoires des statines ne reposent sur aucune base scientifique. On comprendra enfin pourquoi j'émets des sérieux doutes sur les études subventionnées. Or, SPARCL est un essai subventionné !

ANNEXE 2

UNE ANALYSE OBJECTIVE DES RÉSULTATS DE *SPARCL*

La différence entre les deux groupes, pour les AVC fatals et non fatals, n'est pas significative en première analyse (Logrank test, P=0.05) alors que l'on exige P<0.05 pour valider une hypothèse. Je me réfère ici à ce qui est écrit dans la publication donc à ce que les auteurs veulent bien nous dire. Si les auteurs ont écrit =0.05 et pas <0.05, cela signifie que le chiffre suivant le 5 n'est pas 0, et donc que P est en fait supérieur à 0.05. En première analyse, l'hypothèse testée devrait être rejetée. C'est dur mais c'est ainsi !

Les auteurs de l'article, possiblement écrit par des *ghostwriters* (employés fantôme) du sponsor, concluent au contraire qu'il s'agit d'un essai positif sur la base d'une seconde analyse comportant des ajustements statistiques (voir la reproduction du tableau des résultats ci-après). Les ajustements statistiques sont, les lecteurs l'ont compris, la première phase de manipulation des chiffres pour les faire parler de façon favorable au produit testé, selon le principe bien connu « *on fait dire ce qu'on veut aux statistiques* ». Dans un contexte dépourvu de tout conflit d'intérêt, et si des vérifications étaient possibles concernant la propreté des données analysées, ces discussions statistiques pourraient être intéressantes. En plus, les ajustements statistiques s'appliquent à un autre test (*Proportional hazards model* dit de Cox). Ce n'est pas un mensonge (car les tests statistiques sont décrits) mais les lecteurs distraits ou peu connaisseurs des statistiques tomberont dans le piège. C'est moi qui ai ajouté les annotations sur le tableau. Il est évident face à ces résultats que, au pire nous avons affaire à des manipulateurs, au mieux nous sommes dans l'ambiguïté la plus totale, une situation qui ne devrait pas exister en recherche clinique puisque les protocoles de recherche sont élaborés pour répondre aux questions posées par *oui* ou par *non*, jamais par « *peut-être* ». Sur la base du tableau de résultats ci-contre, des observateurs objectifs auraient conclu au rejet de l'hypothèse et, sur la base des difficultés épidémiologiques et biologiques, ils seraient cohérents et rationnels.

Fidèle à ma tactique de regarder seulement les données vérifiables, examinons les autres complications fatales enregistrées dans cet essai. Suivre la grande flèche dans le tableau des résultats. Comme on pouvait s'y attendre, il n'y a aucun effet bénéfique sur la mortalité dans SPARCL avec 216 décès dans le groupe statine et 211 décès dans le groupe placebo. Il n'y a pas non plus de différence en termes de décès d'origine coronarienne (40 et 39 décès). A ce point de notre examen de SPARCL, nous devons conclure que nous sommes en présence d'un essai négatif. Des scientifiques indépendants concluraient immédiatement que la statine n'a pas protégé les patients dans SPARCL. De plus, sachant l'omniprésence du sponsor dans l'essai et son vif souhait pour que l'essai soit un succès, on peut avoir des doutes concernant la classification des AVC dans cette étude. Or, seul le sponsor, ses employés et ses obligés ont accès aux données brutes.

Comme on pouvait s'y attendre sur la base de la physiopathologie des AVC, il n'y a pas de différence entre les groupes de SPARCL qui puisse justifier les clameurs qui ont suivi la publication des résultats, et encore moins les recommandations quasi universelles de prescription de statine pour la prévention des AVC.

TABLE 2. ESTIMATES OF THE HAZARD RATIO FOR THE PRIMARY AND SECONDARY OUTCOME MEASURES.

OUTCOME	ATOR-VASTATIN (N=2365)	PLACEBO (N=2366)	UNAD-JUSTED P VALUE	PRESPECIFIED ADJUSTED MODEL	
	NO. (%)			HR (95% CI)	P VALUE
PRIMARY OUTCOME					
Nonfatal or fatal stroke	265 (11.2)	311 (13.1)	**<u>0.05</u>**	0.84 (0.71-0.99)	0 .03
Nonfatal stroke	247 (10.4)	280 (11.8)	**<u>0.14</u>**	0.87 (0.73-1.03)	0.11
Fatal stroke	24 (1.0)	41 (1.7)	0.04	0.57 (0.35-0.95)	0.03
SECONDARY OUTCOMES					
Stroke or TIA	375 (15.9)	476 (20.1)	<0.001	0.77(0.67-0.88)	<0.001
TIA	153 (6.5)	208 (8.8)	0.004	0.74 (0.60-0.91)	0.004
Major coronary event	81 (3.4)	120 (5.1)	0.006	0.65 (0.49-0.87)	0.003
Death from cardiac causes	**40** (1.7)	**39** (1.6)	0.90	1.00 (0.64-1.56)	1.00
Nonfatal myocardial infarction	**43** (1.8)	**82** (3.5)	0.001	0.51(0.35-0.74)	<0.001
Resuscitation after cardiac arrest	1 (<0.1)	1 (<0.1)	-	-	-
Major cardiovascular event	334 (14.1)	407 (17.2)	0.005	0.80 (0.69-0.92)	0.002
Acute coronary event	101 (4.3)	151 (6.4)	0.001	0.65(0.50-0.84)	<0.001
Any coronary event	123 (5.2)	204 (8.6)	<0.001	0.58(0.46-0.73)	<0.001
Revascularization	94 (4.0)	163 (6.9)	<0.001	0.55(0.43-0.72)	<0.001
Any cardiovascular event	530 (22.4)	687 (29.0)	<0.001	0.74(0.66-0.83)	<0.001
Death	**216** (9.1)	**211** (8.9)	0.77	1.00 (0.82-1.21)	0.98

ANNEXE 3

L'ESSAI 4D : L'ESSAI OÙ L'EFFICACITÉ DE LA STATINE AURAIT DÛ ÊTRE MAXIMALE

4D EST CONDUIT PAR DES INVESTIGATEURS ALLEMANDS (178 centres d'hémodialyse y participent) pour tester si chez ces patients diabétiques et insuffisants rénaux nécessitant une dialyse, une diminution du cholestérol (par l'atorvastatine 20 mg) peut être utile pour réduire le risque cardiovasculaire qui est particulièrement élevé chez ces patients. Comme les autres patients diabétiques en général, ces patients hémodialysés ont rarement des niveaux de cholestérol très élevés. Mais les investigateurs, comme le sponsor, adhèrent visiblement à la théorie que « plus le cholestérol est bas et mieux c'est ». Cet essai reçoit donc l'accord des comités d'éthique. Si je crois ce que les auteurs de l'article écrivent, le sponsor n'a joué qu'un rôle minime dans cet essai, tout en le subventionnant. Pourquoi pas ?

Nous sommes donc dans un contexte très particulier puisque les patients hémodialysés sont suivis de façon très méthodique par les médecins des centres d'hémodialyse, plus qu'aucune catégorie de patients jamais testés avec une statine. Il eût été difficile, à mon avis, pour les employés du sponsor de s'immiscer dans ces consultations très particulières.

On notera un critère de qualité majeur dans cet essai : les auteurs décrivent très bien les circonstances des décès, en particulier la fréquence de morts subites, ce qui est absolument exceptionnel parmi les essais avec les statines publiés depuis 10 ans. Autre critère de qualité : ils ne font pas d'analyses intermédiaires et il n'y a pas d'arrêt prématuré. Plus de 1 200 patients sont tirés au sort pour recevoir la statine ou le placebo et la diminution moyenne du cholestérol est à nouveau d'environ 30 %. Pendant un suivi de 4 ans, aucune différence significative n'est perceptible entre les deux groupes pour les complications cardiovasculaires ou la mortalité (320 décès dans le groupe placebo contre 297 dans le groupe statine. On a enregistré 83 et 77 morts subites respectivement dans les deux groupes. Finalement, il y avait significativement plus d'AVC mortels (deux fois plus) dans le groupe statine que dans le groupe placebo.

La conclusion des auteurs eux-mêmes est claire : la statine (ou la diminution du cholestérol) n'a pas protégé ces patients diabétiques, contrairement à ce qui avait été observé dans CARDS. L'essai 4D est donc négatif. L'explication proposée par les auteurs de 4D est qu'au stade de l'hémodialyse, il est trop tard pour espérer protéger ces patients. On a oublié les discours tonitruants disant que plus le risque est élevé, plus la protection par les statines est formidable. Ceci dit, je peux effectivement accepter l'idée que les diabétiques hémodialysés ne sont pas représentatifs de tous les diabétiques. Avant de conclure définitivement que les statines ne servent à rien chez les diabétiques, un nouvel essai impliquant des patients comparables à ceux de CARDS (non dialysés) serait souhaitable. Nous l'avons, c'est l'essai ASPEN, et le sponsor est encore Pfizer.

CONFIRMATION DÉFINITIVE QUE LES STATINES SONT INUTILES DANS LE DIABÈTE

Cet essai est publié en 2006 dans *Diabetes Care*, une revue spécialisée de diabétologie que la grande majorité des médecins ne lisent pas. Dommage car cet essai a moins de défauts techniques que CARDS. Ni le sponsor, ni les sociétés de diabétologie ne feront de publicité autour de cet essai négatif. Pour le sponsor, on peut comprendre, pour les autres, ce n'est pas très honorable, et en dit long sur les mentalités dans la profession.

L'essai en question s'appelle ASPEN (pour *Atorvastatin Study for Prevention of Coronary Heart Disease Endpoints in Non-insulin-Dependent Diabetes Mellitus*).

C'est un essai international (14 pays y participent) impliquant 2 410 patients diabétiques qui sont tirés au sort pour recevoir soit un placebo soit 10 mg d'atorvastatine. La durée planifiée de l'essai est de 4 ans et sera respectée. Et il n'y a pas d'analyse intermédiaire, pas officiellement en tous cas (nous sommes dans l'après-Vioxx). La diminution du mauvais cholestérol est de 30 %, ce qui permet de vérifier les données de CARDS.

Les investigateurs ne verront aucune différence clinique (fréquence des complications) entre les deux groupes, quelle que soit la façon de présenter les choses. En particulier, la mortalité est absolument identique dans les deux groupes. Pourtant, les conclusions des auteurs sont stupéfiantes. Il est probable que le sponsor ait accepté que l'article, défavorable pour sa statine et aussi pour l'essai CARDS qu'il rend ridicule (puisque les résultats d'ASPEN sont dénués de biais évident, contrairement à ceux de CARDS), soit publié à condition que ce soit fait discrètement (dans une revue spécialisée) et que l'interprétation des données soit accommodée de façon à ce que les conclusions de CARDS ne soient pas remises en question. Tout ceci est une supposition. Et voilà ces malheureux auteurs, qui viennent de démontrer que la statine ne sert à rien, écrire que leurs résultats ne doivent surtout pas remettre en question les recommandations officielles disant que la majorité des diabétiques doivent être traités avec des médicaments anti-cholestérol, recommandations officielles basées sur les résultats de CARDS.

Une saine lecture des résultats de ASPEN nous dit que cet essai est totalement négatif et s'oppose aux résultats de CARDS. Pourtant les auteurs disent, tout en admettant la négativité de leurs résultats, que les diabétiques doivent quand même prendre une statine.

Comment ces contradictions sont-elles possibles ? Si nous étions ignorants des pratiques en cours dans l'industrie pharmaceutique et de la façon dont les investigateurs sont instrumentalisés, le scénario serait incompréhensible.

ANNEXE 4

PEUT-ON EXPLIQUER ILLUMINATE AUTREMENT QUE PAR UN EMPOISONNEMENT ?

Face à la catastrophe Illuminate, les experts proposent de multiples hypothèses explicatives. En fait, un essai clinique ne permet pas ce type d'explications. Si des mécanismes complexes sont à l'œuvre avec ce médicament, il aurait fallu les explorer par des études spécifiques avant de traiter des milliers de patients.

De même, les études ultrasoniques auraient dû être conduites sur des petits groupes, et les résultats connus avant de lancer un grand essai avec des milliers de patients. Les patients ont été utilisés de façon honteusement légère dans cet essai sans le moindre début de document scientifique sérieux pour soutenir l'hypothèse proposée sinon des credo idéologiques ou des études sur le lapin. Le but principal des commentateurs après la publication (relativement détaillée) de l'essai Illuminate va être de sauver la théorie du cholestérol et de sa branche spéciale traitant du bon cholestérol. Pour cela, ils vont attribuer cette catastrophe à la seule molécule testée, selon le principe du « *off-target effect* », autrement dit « *un effet nocif sans rapport avec la propriété biologique principale (inhibition de la CETP) pour laquelle il est testé* ».

Il est impossible sur la base des études publiées d'arriver à cette conclusion. L'argumentaire développé est un pitoyable bavardage avec des contradictions à chaque ligne aussi bien dans l'article que dans les éditoriaux. A titre d'exemple, on cherche à attribuer la catastrophe à un effet hypertenseur du médicament (+4 de systolique et +2 de diastolique), mais les décès en excès sont essentiellement des décès par cancers et par maladies infectieuses, comme le montre ci-contre la reproduction du tableau original des causes de décès, donc sans aucun rapport avec la pression artérielle. On dit que le médicament aurait eu des effets sur les concentrations de potassium (ce qui serait susceptible de favoriser les troubles du rythme), mais les nombres de morts subites sont équivalents dans les deux groupes. On prétend que le bon HDL produit par ce médicament serait de pauvre qualité mais à la ligne suivante, on proclame que les patients avec les plus fortes augmentations de HDL auraient été protégés contrairement aux autres !

Bon ou pas ce bon HDL ? En fait, bien que plusieurs publications aient affirmé avant les résultats de l'essai que les HDL produites grâce au torcetrapib sont très bonnes, personne ne peut vraiment répondre à cette question chez des humains parce que nous n'avons pas de moyens techniques nous permettant de mesurer ce qu'il y aurait de bon dans ce bon cholestérol. Si j'insiste un peu sur cet aspect des choses, c'est pour montrer de façon simplissime combien la théorie du bon cholestérol est artificielle et dénuée de toute rationalité. C'est un château de sable ! Ce qui n'est pas un château de sable par contre c'est la fréquence des effets secondaires nuisibles et des complications rapportés par les patients enrôlés dans l'essai Illuminate.

Que les patients du groupe torcetrapib se plaignent d'effets secondaires n'est pas pour m'étonner puisque je considère qu'ils ont subi une sorte d'empoisonnement. Mais pourquoi autant de plaintes chez ceux qui ne reçoivent que la statine dans cet essai alors que la majorité des essais antérieurs (voir SPARCL par exemple) prétendaient que les effets secondaires étaient rares avec les statines et pour ainsi dire négligeables vis-à-vis des extraordinaires bénéfices dus à ces médicaments (4ème partie). L'essai Illuminate aura donc eu au moins l'immense avantage de mettre à nu pour la première fois dans un essai clinique officiel et publié dans une grande revue médicale l'ampleur des effets secondaires des statines !

Toxicité de la statine + toxicité du torcetrapib = empoisonnement des patients !

TABLE 4. CAUSES OF DEATH

	ATORVASTATIN ONLY (N = 59)	TORCETRAPIB PLUS ATORVASTATIN (N = 93)
EVENT	NO. OF PATIENTS	NO. OF PATIENTS
Any cardiovascular cause	**35**	**49**
Any noncardiovascular cause	**20**	**40**
Cancer	14	24
Infection	0	9
Trauma	3	3

ANNEXE 5

LES DÉFAUTS DE 4S ET DES ESSAIS DE L'ÉPOQUE

Les conditions de l'arrêt de 4S n'ont jamais été claires. Il n'a pas été décidé en fonction d'une hypothèse pré-établie, les fameux trois chiffres expliqués page 43. Il semble que l'arrêt ait été décidé en fonction d'analyses intermédiaires. En d'autres termes, les investigateurs ont analysés les résultats régulièrement tout au long de l'essai et semblent avoir décidé de son interruption quand cela leur a paru *convenable* pour confirmer leur hypothèse. Comme si on avait, pour reprendre l'image d'une course de chevaux, arrêté la course quand le favori des organisateurs de la course est en tête de course et pas à la fin de la distance totale à parcourir.

Dans le climat de suspicion qui sévît aujourd'hui dans le milieu de la recherche clinique, cela a toutes les apparences d'une violation d'un principe basique de l'essai clinique. Cette façon de procéder est inacceptable. Le doute devient un soupçon quand je lis sur Internet, sous la plume du principal investigateur, que l'arrêt de l'essai fut décidé après qu'un nombre précis de décès aient été atteints. Dans ce cas, les analyses intermédiaires comparatives étaient parfaitement inutiles. Cela suggère que ce nombre de décès (chiffré selon une procédure inconnue) aurait été décidé *a posteriori*. Nous ne saurons jamais le fin mot de l'histoire.

Le moins que l'on puisse dire c'est que le principal essai sur lequel est basée une partie du traitement post-infarctus manque de transparence.

Il y a pire. Si l'arrêt de l'essai dépendait effectivement d'un nombre de décès fixé à l'avance et si les auteurs annoncent une réduction de la mortalité coronarienne (plus de 40 % de réduction) beaucoup plus importante que leur hypothèse la plus optimiste, en toute logique l'arrêt de l'essai aurait dû être retardé puisque l'obtention du nombre total de décès prévu ne pouvait qu'être aussi retardée. Ce ne fut pas le cas !

Cela évoque immédiatement la possibilité qu'il y ait eu plus de décès (que prévu initialement) dans l'essai et singulièrement dans le groupe témoin puisque c'est dans ce groupe qu'il y a le plus de décès. On doit donc se demander si, plutôt qu'une réduction de la mortalité dans le groupe traité, il n'y aurait pas eu surmortalité dans le groupe témoin.

Cette possibilité doit être toujours envisagée dans n'importe quel essai. Elle est rarement retenue car, en général, on enregistre moins de décès que prévu dans les deux groupes (à moins d'un effet toxique inattendu comme dans Illuminate) du fait de la surveillance clinique étroite dont bénéficient les patients inclus dans des essais cliniques. Et en général, plutôt qu'un arrêt prématuré, on serait plutôt tenté de prolonger l'essai afin de parvenir, à tout prix, à une signification statistique. Dans 4S, on doit aussi envisager l'hypothèse que certains centres avec surmortalité aient été surreprésentés dans le groupe témoin. Cela n'est pas impossible car il y a des gradients de mortalité très importants en Scandinavie, avec une très forte mortalité dans l'Est de la Finlande par exemple, et une mortalité bien moindre dans le sud vers Stockholm ou la côte norvégienne. Une description simplifiée des groupes après tirage au sort ne suffit pas à exclure cette possibilité puisque la surmortalité peut être due à des facteurs inattendus ou peu classiques. C'était exactement le cas en Finlande à l'époque où les populations étaient soumises à des facteurs toxiques rares (intoxication au mercure) ou nutritionnels (déficience en sélénium) qui n'étaient ni mesurés ni rapportés dans 4S. Si, par l'effet du hasard (et on sait que le Dr Hasard est omniprésent en recherche médicale), il y avait eu plus de patients originaires de l'Est de la Finlande dans le groupe témoin et plus de patients de la zone côtière norvégienne ou du sud de la Suède dans le groupe traité, on verrait une différence de mortalité entre le groupe témoin et le groupe traité qui serait totalement indépendante du traitement. En effet, si les centres recruteurs à faible mortalité sont surreprésentés dans le groupe traité, quand on fait les totaux en additionnant les résultats de chaque centre on obtient automatiquement moins de décès parmi les patients traités sans que le médicament y soit pour rien. L'asymétrie des centres d'investigation est un biais classique en recherche clinique (on en a un exemple extraordinaire avec l'essai Illuminate page 161) et pour s'en prémunir il est généralement exigé de « stratifier » (désolé c'est le jargon utilisé par les professionnels) le tirage au sort en fonction des centres recruteurs de façon à ce que les nombres de patients traités par le placebo ou par le médicament soient absolument équivalents dans chaque centre recruteur.

Dans 4S et dans Illuminate, on n'a pas stratifié en fonction des centres recruteurs. C'est un défaut technique et un biais potentiel majeur qui à lui seul peut expliquer le miracle de 4S. On aurait pu au moins vérifier la similitude des groupes en fonction des pays ou des zones géographiques après le tirage au sort, mais ça n'a pas été fait non plus. La possibilité de ce biais en relation avec le caractère multicentrique de l'essai n'a visiblement pas été envisagée par l'unique statisticien de l'étude, salarié du sponsor. Dans un contexte de concurrence acharnée entre industriels, plusieurs essais sont publiés après 4S. Deux furent conduits chez des survivants d'un infarctus, en prévention secondaire, mais avec la pravastatine : LIPID et CARE. Je ne vais pas les décrire comme 4S parce qu'ils posent, techniquement, le même type de questions les rendant difficiles à interpréter. LIPID a été conduit en Australie et Nouvelle-Zélande dans 87 centres recruteurs et les résultats ont été publiés en 1998 dans le *New England Journal of Medicine*. Il s'est donc passé 4 ans entre la publication de 4S et celle de LIPID, et la lecture attentive du rapport sur LIPID laisse penser que ces 4 années ont été mises à profit pour effacer toute trace de défaut dans l'essai LIPID à la lumière des critiques qui ont été formulées à propos de 4S. Le nombre important de centres participants appelle les mêmes interrogations (absence de stratification par centre ou par pays) que pour 4S d'autant que la mortalité par infarctus est plus élevée dans certaines populations aborigènes de Nouvelle-Zélande par rapport à l'Australie. Plus de 9 000 patients sont tirés au sort et suivis pendant 6 ans avec comme principal objectif de réduire la mortalité cardiaque. Comme dans 4S, les conditions d'arrêt de l'essai (observation d'une différence significative entre les groupes par des analyses répétées et pas en fonction d'une hypothèse préétablie) sont troublantes. Les investigateurs prétendent que l'essai a été conduit de façon totalement indépendante du sponsor, ce qui est charmant mais peu crédible vu l'énorme logistique nécessaire pour conduire l'essai. De toute façon, cette affirmation est invérifiable. Ils reconnaissent tout de même avoir reçu des aides financières du sponsor, laissant la porte ouverte à toutes les spéculations. Dans LIPID, le cholestérol a été réduit de 18% et une diminution de 22 % de la mortalité totale est observée. La mortalité cardiaque est réduite de 24 %. C'est moins bien que dans 4S mais c'est quand même un succès par rapport aux essais nutritionnels antérieurs tous négatifs. On va immédiatement assister dans les hôpitaux à une escalade de marketing compétitif : pravastatine contre simvastatine, Merck contre BMS. Je me souviens des discussions interminables avec les visiteurs médicaux des deux industriels venant défendre successivement les mérites de leur statine respective, chacun prétendant que la sienne était très supérieure à celle de l'autre. La pression exercée sur ces professionnels de la vente par leur hiérarchie a atteint, à mon avis, un niveau maximum à cette époque. Curieusement, deux ans auparavant, les résultats favorables de LIPID n'avaient pas été observés dans l'essai CARE (publié dans le *New England Journal of Medicine* en 1996), un essai conduit dans 80 centres américains et canadiens (population plus homogène que dans LIPID et 4S). Fausse manœuvre de BMS ? Manque de discipline des investigateurs américains ? Je connais très bien certains de ces investigateurs, notamment Franck Sacks, et ils sont difficilement manœuvrables. Le principal problème rencontré selon lui dans cet essai fut de le terminer car de nombreux patients souhaitaient interrompre le traitement ou refusaient de se déplacer à nouveau jusqu'aux unités hospitalières où ils avaient été recrutés. Grâce à un effort gigantesque du sponsor (noria de taxis pendant des semaines allant chercher les gens et les ramenant chez eux), ils réussirent à donner l'impression d'avoir terminé cet essai dans des conditions acceptables. Dans CARE, 4 000 patients ont été suivis pendant environ 5 ans, on a observé une réduction de 20 % du cholestérol. Pourtant, les effets sur la mortalité totale (9 % de réduction) et la mortalité cardiaque ne sont pas significatifs. CARE ne confirmant pas LIPID, nous voilà dans une situation dérangeante. LIPID et CARE donnant des résultats contradictoires (qui se neutralisent), nous n'avons pas de confirmation nette de 4S. Si nous ne connaissions pas la fin de l'histoire, nous dirions qu'il faut attendre la deuxième vague d'assaut des statines pour juger de la validité de 4S (page 168).

ANNEXE 6

QUELQUES INFORMATIONS UTILES SUR WOSCOPS ET SON EXTENSION

L'ABSENCE D'EFFET SUR LA MORTALITÉ DANS WOSCOPS ET les faiblesses techniques de l'essai (qui auraient dû conduire à son « *enterrement* ») n'ont pas empêché les mêmes investigateurs de publier en 2008 une extension de leur étude après la fin programmée de l'essai et de décréter qu'il y avait eu une réduction de la mortalité dans le groupe traité. Evidemment, cette extension d'étude n'a aucune valeur scientifique puisque l'hypothèse testée n'était pas formulée dans le protocole initial. De même qu'arrêter prématurément un essai est un viol du protocole, le prolonger au-delà de la date de fin prévue est aussi une sorte d'usurpation. Par ailleurs, les patients inclus dans ce suivi additionnel ne représentent que des échantillons des deux groupes initiaux mais sans tirage au sort. Publier un essai sans tirage au sort nous fait revenir au Moyen Age de la recherche clinique.

Les conclusions des auteurs de WOSCOPS (et de nombreux commentateurs) seraient risibles s'il ne s'agissait d'un problème aussi sérieux que la prévention des maladies cardiovasculaires, maladies souvent fatales. En effet, nous savons que plus des groupes de patients constitués par tirage au sort sont suivis longtemps et moins on voit de différence entre eux, y compris en termes de pronostic clinique. Ce phénomène, appelé régression vers la moyenne par les statisticiens, s'explique par le fait que plus le temps passe et plus des facteurs nouveaux (notamment en relation avec le vieillissement) interviennent dans les deux groupes. Pendant ce temps, le facteur de différenciation initial (le traitement testé) tend à se diluer car certains patients du groupe traité abandonnent le traitement tandis que de plus en plus de patients du groupe témoin se voient prescrire un traitement équivalent. Finalement, les deux groupes initiaux finissent par être très semblables et il y a peu de chances qu'une différence de mortalité dans WOSCOPS soit autre chose qu'un artéfact. Le phénomène de régression à la moyenne est une vraie difficulté technique à surmonter pour les chercheurs en Sciences de la Vie (au moins pour ceux qui en connaissent l'existence). Une façon de s'en prémunir est de respecter scrupuleusement les règles de l'essai clinique (page 43) et de terminer l'essai dans les délais inscrits dans le protocole initial. Le plus étonnant dans cette caricature de science médicale qu'a été la publication de l'extension de WOSCOPS en 2008 c'est qu'il se soit trouvé une revue médicale pour publier ce rapport (et de nombreux medias généralistes pour s'en faire l'écho). Que cette revue soit la plus prestigieuse des revues médicales américaines, le *New England Journal of Medicine*, en dit long sur l'état du système éditorial médical et scientifique.

ANNEXE 7
QUELQUES DÉTAILS SUR L'ESSAI IDEAL

IDEAL A TOUTES LES APPARENCES DE LA PERFECTION, CE QUI nous change des conditions de 4S. 8 888 patients (stables) sont tirés au sort, c'est-à-dire exactement le double de 4S (4 444 patients), et il n'y a pas d'analyses intermédiaires pour décider l'arrêt de l'essai (comme dans 4S). Les patients reçoivent pendant 5 ans soit une forte dose (80 mg) d'atorvastatine soit la dose ordinaire de simvastatine et on obtient en moyenne une différence de cholestérol de 30 %, c'est-à-dire une différence entre les deux groupes supérieure à celle observée dans 4S quand on comparait la simvastatine avec un placebo.

Voici les résultats enregistrés dans IDEAL :

- 374 et 366 décès dans les deux groupes, donc pas de différence,
- 178 et 175 décès cardiaques, donc pas de différence non plus.

Bref, il n'y a strictement aucune différence entre les deux groupes. IDEAL sonne donc le glas de 4S qui, rappelons-le, avait montré 40 % de réduction de la mortalité cardiaque et 30 % de réduction de la mortalité totale. Le miracle de 4S n'étant pas reproductible, les cardiologues peuvent certainement oublier 4S. Certains pourraient dire que 4S et IDEAL ne sont pas exactement superposables (malgré une différence du cholestérol entre les groupes comparables dans les deux essais) puisque dans 4S, le groupe témoin reçoit un placebo et dans IDEAL il reçoit une statine à faible dose. C'est un bon argument pour quelqu'un qui ne s'inscrit pas dans la théorie du cholestérol, théorie qui prétend que toute diminution du cholestérol (quel que soit le niveau de départ) est obligatoirement associée à une diminution du risque cardiovasculaire. On peut donc, pour contenter tout le monde, formuler notre conclusion de façon un peu différente en disant que les résultats de 4S et ceux de IDEAL sont incompatibles. Evidemment, on retiendra les résultats de IDEAL qui ne présente pas les nombreux problèmes techniques de 4S. Il n'y eut aucun écho dans les médias en 2005 pour commenter ces résultats fondamentaux pour les cardiologues praticiens. Mensonge ou propagande ?

ANNEXE 8

ALLIANCE : PAS PLUS D'EFFICACITÉ DANS LE « VRAI MONDE »

PUBLIÉ EN 2004, L'ESSAI ALLIANCE CONSISTAIT À COMPARER des patients coronariens stables tirés au sort pour recevoir soit 80 mg d'atorvastatine soit les « *soins habituels* » de leur médecin traitant qui en principe prescrit une statine de façon assez systématique aux États-Unis mais à dose modérée ou faible. C'est un essai « marketing » assez typique sans hypothèse scientifique claire.

Cette étude est présentée comme un essai conduit dans le « *vrai monde* » comme si les précédents (TNT et IDEAL) avaient été conduits dans un monde artificiel sans rapport avec le monde réel. Cela donne une idée de la représentativité réelle des patients sélectionnés dans les essais. Cela indique notamment qu'on évite de recruter des patients du vrai monde qui pourraient faire des problèmes sous traitement. Cela signifie aussi que les médecins praticiens ne devraient jamais extrapoler les résultats des essais cliniques à leur clientèle, sans un examen minutieux des conditions de l'essai (mode de recrutement des patients) qui sert de référence pour les inciter à prescrire un nouveau médicament. Dans ALLIANCE, 2 442 patients sont tirés au sort et suivis pendant 54 mois. La diminution moyenne du cholestérol est de 25 % dans le groupe atorvastatine contre 15 % dans le groupe « soins habituels ». La différence est significative mais bien moindre que les diminutions du cholestérol obtenues dans TNT et IDEAL. Pourtant les auteurs rapportent une remarquable réduction du risque de complications cardiaques, notamment les infarctus non fatals (52 contre 94), ce qui n'est pas vérifiable. Il n'y a pas d'effet significatif sur la mortalité avec 121 et 127 décès ; ce qui n'est pas étonnant et confirme les résultats de IDEAL et TNT.

Ces données confirment surtout que les chiffres des infarctus non fatals sont faux. En effet, comment une si faible différence de cholestérol entre les deux groupes pourrait-elle entraîner une diminution de près de 50 % du risque d'infarctus non fatal sans aucun effet sur la mortalité ? C'est dire à quel point on se moque de nous et sans aucune pudeur désormais !

ANNEXE 9

LES STATINES EN PHASE AIGUË OU SUBAIGUË DE L'INFARCTUS (PATIENTS INSTABLES)

CES ESSAIS APPARTIENNENT À LA DEUXIÈME VAGUE D'ASSAUT. Trois essais principaux ont été publiés entre 2001 et 2004 pour essayer de prouver aux cardiologues que plus vite ils traitaient leurs patients et mieux c'était. Ce n'est pas « *plus fort* » pour avoir un cholestérol plus bas c'est « *plus vite* ». Nuance importante. Pfizer tente de montrer que sa puissante et nouvelle statine (l'atorvastatine) doit être prescrite le plus tôt possible et à la dose maximale d'emblée. Le but est évidemment de conquérir le marché de la phase aiguë de l'infarctus et de balayer les *vieilles* statines de ce terrain censé devenir son exclusivité.

MIRACL est publié en 2001. C'est l'essai le plus intéressant car il compare une forte dose d'atorvastatine (80 mg) avec un placebo sur une période de 4 mois. Plus de 3 000 patients recrutés dans 122 centres de cardiologie sont tirés au sort avec, s'il vous plaît, une stratification par centre. Les chercheurs de Pfizer, contrairement à ceux de Merck) savent donc ce que stratification signifie et quelle est l'utilité de cette méthode. Il ne faut pas désespérer ! On observe une diminution de 37 % du cholestérol. Cliniquement, il n'y aura aucune différence avec 64 et 68 décès et 113 et 101 infarctus non fatals. L'essai est donc négatif et l'hypothèse qu'il est impérieux de réduire le cholestérol en phase aiguë ou subaiguë d'infarctus doit être rejetée. Pourtant, les auteurs de l'article et les éditorialistes se pâment d'admiration et décrètent qu'il faut donner de l'atorvastatine en phase aiguë d'infarctus. De traitement préventif chronique censé ralentir la progression des plaques d'athérosclérose, les statines sont devenues brutalement des médicaments de l'urgentiste et des soins intensifs. Sans aucune base scientifique ! On croit rêver !

L'essai A to Z est moins intéressant que MIRACL car son protocole est compliqué, mélangeant plusieurs hypothèses et testant différents traitements (anticoagulants et anti-cholestérol) en phase aiguë d'infarctus. Près de 5 000 patients sont tirés au sort pour recevoir : soit 40 mg de simvastatine suivi par 80 mg au bout d'un mois ; soit un placebo pendant 4 mois puis 20 mg de simvastatine pendant deux ans. La différence en cholestérol atteint 35 % pendant 4 mois puis au-delà de 4 mois elle est de 10 % environ puisque tous les patients reçoivent une statine. Cliniquement, pendant les 4 premiers mois, il n'y a aucune différence entre les groupes ; et après deux ans, pas de différence significative pour la mortalité et on compte 155 *infarctus non fatals* dans le groupe fortement traité contre 151 dans le groupe témoin. Le traitement précoce et intense n'a donc pas induit de différence significative entre les deux groupes à court et à moyen termes. Etant donné les circonstances techniques de cet essai, je pense qu'il vaut mieux l'oublier. C'est du marketing déguisé en pseudo recherche.

PROVE IT-TIMI 22 voulait comparer la pravastatine (40 mg) avec l'atorvastatine (80 mg) chez environ 4 000 patients recrutés 10 jours après un infarctus et suivi pendant deux ans. On n'est donc pas vraiment dans le cadre des essais testant l'initiation d'un traitement par statine en phase aiguë comme avec les deux essais précédents. Cet essai comportait aussi plusieurs hypothèses, avec un deuxième tirage au sort pour répartir les patients dans des groupes recevant un antibiotique ou un placebo. Je répète que c'est une mauvaise idée de tester deux hypothèses chez les mêmes patients, car des interactions peuvent contaminer chacune des comparaisons (comme dans ASCOT et probablement HPS). Ici, c'est encore plus discutable puisque des brefs traitements par antibiotiques (dérivé de l'érythromycine) ont été accusés d'augmenter le risque coronarien. Il aurait été important de présenter les résultats des 4 groupes constitués dans l'essai. Ce n'est pas le cas. Est-ce fait exprès ? Par contre, le tirage au sort a été stratifié en fonction des centres de cardiologie, ce qui est très bien (même commentaire qu'à propos de MIRACL). La diminution du cholestérol LDL est de 49 % dans le groupe atorvastatine et de 21 % dans le groupe pravastatine. Toutes les données cliniques sont rendues en pourcentages, ce qui est parfaitement ridicule. Par exemple, les auteurs annoncent une réduction (non significative) de la mortalité de 28 % et de la mortalité cardiaque de 30 %. A regarder les chiffres donnés dans les tableaux, on constate qu'après deux ans de suivi, il n'y avaient plus que 842 patients dans le groupe atorvastatine et 810 dans le groupe pravastatine et qu'en moyenne les risques de mourir étaient de 2,2 et 3,2 % et les risques de décès cardiaques de 1,1 et 1,4 % respectivement. Autrement dit, en admettant que pendant les deux ans de suivi les nombres de sujets étaient le double des 842 et 810 décomptés à deux ans, on peut calculer qu'il y a eu en fait 9 et 11 décès cardiaques pour 800 patients et donc environ 18 et 22 décès cardiaques pour 1 600 patients. Autrement dit, une très faible différence en chiffres absolus est déguisée en une réduction de 30 % du risque de décès cardiaque ! C'est évidemment une façon de mentir sans donner des chiffres faux. De la même manière, s'il y avait eu 2 décès dans un groupe et 1 seul dans l'autre, ces audacieux chercheurs nous auraient déguisé ça en une réduction de 50 % du risque !

On comprend pourquoi les auteurs nous donnent des chiffres en pourcentage plutôt que des chiffres bruts : nous nous serions moqués d'eux et de leur interprétation des résultats. Par les mêmes calculs (en restant à 810 et 842 patients à deux ans), j'ai obtenu 55 infarctus non fatals dans le groupe recevant l'atorvastatine et 59 dans le groupe recevant la pravastatine. En conclusion, il n'y a pas de différence significative pour la mortalité et les infarctus non fatals ; mais les auteurs rapportent triomphalement une réduction significative de 16 % d'un ensemble de complications mises toutes ensemble dans un index. Tout ça n'est pas sérieux et peut même suggérer qu'ils veulent tromper les lecteurs.

Je pense qu'on ne peut rien dire sur cette étude, mal conçue (marketing ?) et mal décrite, et trop brève (peu d'événements) si on la compare avec les essais classiques en prévention secondaire comme ALLIANCE, TNT et IDEAL et qui étaient tous négatifs.

Si finalement je me permettais de dire quelque chose à propos de PROVE IT-TIMI 22, je dirais (et n'importe quel statisticien objectif dirait) exactement le contraire des auteurs, c'est-à-dire que cet essai est négatif. Les investigateurs et le journal qui les publie (le *New England Journal of Medicine* en 2004) ne sortent pas grandis de cette expérience calamiteuse. Ce n'est pas l'avis de l'éditorialiste de ce prestigieux journal qui écrit un dithyrambique « *Intensive statin therapy – A sea change in cardiovascular prevention* ». Désolé, je ne vois pas de déferlante ni de tsunami en faveur des statines à fortes doses dans cet essai ! Cet éditorialiste n'est qu'un propagandiste !

Quelles leçons pouvons-nous tirer de tous ces essais testant l'hypothèse qu'il faut initier en urgence un traitement par statine à fortes doses lors d'une crise cardiaque ?

Si je mets de côté l'essai PROVE IT-TIMI 22 qui ne permet pas une analyse sérieuse, les essais A to Z et MIRACL sont négatifs. L'hypothèse doit être rejetée.

Et pourtant ! Dans le numéro 238 de la revue *Réalités cardiologiques* (janvier 2008) distribuée gratuitement à tous les cardiologues français, chacun peut lire en conclusion d'un article titrant « *Statines au stade aigu du syndrome coronarien : rapidement, précocement ou immédia-*

tement ? Tout comme le traitement antithrombotique dans la prise en charge de l'infarctus, la prescription d'une statine doit être immédiate, si possible avant l'angioplastie en cas de stratégie invasive et à fortes doses. »

Pourquoi cette discordance avec mes propres conclusions ? Certes notre auteur n'a pas pris la peine de faire des petits calculs pour comprendre l'essai PROVE-IT et il oublie de citer l'essai A to Z (décrit précédemment). Les essais cliniques publiés vont à l'encontre des conclusions de cet auteur qui probablement est de bonne foi, mais victime de la propagande ambiante.

ANNEXE 10

LES INVESTIGATEURS DE HPS

L'ARTICLE HPS DANS LE *LANCET* EST SIGNÉ PAR DES INVESTIGATEURS cohabitant dans une structure appelée *Clinical Trial Service Unit* (CTSU) and *Epidemiological Studies Unit* dépendantes, semble-t-il, de l'Université d'Oxford et d'un Hôpital d'Oxford en Angleterre, the *Radcliffe Infirmary*. Avec Internet on ne reste pas longtemps dans l'obscurité. Quelques clics et nous savons qui sont ces investigateurs d'HPS : Rory Collins, le premier auteur, Jane Armitage, Sarah Parish, Peter Sleight et Richard Peto. Je ne prétends pas avoir passé beaucoup de temps à ma petite enquête. Ce serait plutôt le travail d'un journaliste d'investigation.

Je lis à la fin de l'article du *Lancet* que la politique de cette unité de recherche clinique est de n'accepter aucun honoraire ou autre versement de l'industrie pharmaceutique (à l'exception de remboursements de frais de voyage). D'autre part, dans un paragraphe intitulé *Role of funding source*, les auteurs déclarent que toute l'étude a été conduite et analysée indépendamment des sponsors. Un des sponsors est Merck qui commercialise la simvastatine. On pouvait s'y attendre !

Ces belles déclarations témoignent d'un professionnalisme parfait sans aucun conflit d'intérêt dans l'essai HPS. On ne demande qu'à y croire. Un petit tour sur Internet plus tard et qu'ai-je découvert ? En 5 minutes, j'ai découvert que le CTSU de l'Université d'Oxford avait reçu un contrat de 42 millions de livres sterling de Merck pour coordonner une grande étude (dont l'acronyme officiel est HPS2-THRIVE) visant à tester si l'augmentation du *bon* cholestérol HDL pouvait diminuer le risque de crises cardiaques.

En résumé, le CTSU d'Oxford n'est qu'une succursale de Merck. Les déclarations d'indépendance des investigateurs du CTSU à propos de l'essai HPS ont toutes les apparences de la poudre aux yeux. Certes, les chercheurs du CTSU ne reçoivent aucun honoraire de Merck directement. En fait, c'est leur salaire qu'ils reçoivent de Merck (avec sans doute quelques primes et 14ème ou 15ème mois) mais via les caisses de l'Université d'Oxford qui est probablement l'officiel récipiendaire du contrat avec Merck. Que préférez vous ? Des honoraires ou un salaire ? Voici donc comment s'organise la recherche médicale dans la société post-moderne. On appelle ça une externalisation de la recherche pharmaceutique. L'association de Merck avec Oxford est une opération « *gagnante-gagnante* » puisque l'Université (Oxford) trouve les financements (privés) que l'Etat moderne ne fournit plus (puisque dans les sociétés du capitalisme tardif l'université doit être gérée comme une entreprise) tandis que le secteur privé fait exécuter sa recherche par une Institution Publique, à moindre frais car l'Etat contribue (indirectement) à la financer. C'est encore plus « gagnant » pour l'industriel qui se paie le luxe d'une recherche menée (en apparence) par des chercheurs indépendants.

Il serait malencontreux de faire un quelconque procès d'intention à ces brillants investigateurs. Je suis certain que tous rêvent de faire du bon travail, et des belles découvertes médicales. Mais que se passe-t-il le jour où l'employeur et sponsor exige des résultats qui aillent dans le sens des profits exigés par les fonds de pension (et autres actionnaires) ou pire quand la survie même de l'entreprise est en jeu ? Chacun connaît la suite...

ANNEXE 11 :
LA CHARGE DE LA PREUVE ET LA TOXICITÉ DES MÉDICAMENTS

BEAUCOUP PENSENT QUE LES SCIENTIFIQUES SONT DES APPORTEURS de preuves, intangibles de préférence. C'est une vision traditionaliste (positiviste) de la science. Les lecteurs doivent impérativement savoir toutefois que, depuis Karl Poper, une théorie scientifique – y compris médicale – ne saurait être prouvée. Un scientifique n'a pas à apporter des preuves de sa théorie. En revanche, il doit énoncer des théories qui soient réfutables. L'idée qu'une théorie doit être réfutée (plutôt que prouvée) rejoint un autre principe très moderne qui est le principe de précaution. En effet, depuis quelque temps, le combat des écologistes pour sauver la planète a changé : ce n'est plus aux victimes de la pollution, notamment chimique, de faire la preuve qu'ils sont ou ont été empoisonnés par une substance quelconque ; c'est désormais au pollueur potentiel de démontrer que son produit n'est pas dangereux. En d'autres termes, il doit réfuter les accusations des écologistes.

Il devrait en être de même pour les statines. Une fois les soupçons de toxicité clairement formulés sur des bases techniques et théoriques minimales, ce n'est plus aux victimes potentielles (médecins traitants et patients) de prouver cette toxicité, c'est aux industriels de prouver que ces soupçons sont faux (ou infondés). Si ces principes scientifiques et éthiques avaient été appliqués à propos de la toxicité du tabac ou de l'amiante, on aurait économisé cinquante ans de controverses stériles et des millions de victimes innocentes. En effet, l'arme défensive principale des industriels du tabac et de l'amiante était de dire qu'il n'y avait pas de preuve scientifique de la toxicité de ces substances. *Stricto sensu*, ils avaient raison ! Mais, en fait, ils avaient diaboliquement tort.

Aujourd'hui, les industriels des statines et leurs alliés ne manqueront pas de dire que je n'ai pas la preuve irréfutable des effets indésirables des statines. C'est vrai, je n'ai que de terribles soupçons, mais c'est à eux de réfuter mes dires. J'entends déjà leurs mensonges et leur propagande !

ANNEXE 12 :

A LA RECHERCHE D'UN FACTEUR Z

Une association statistique entre deux facteurs X et Y, comme on peut le voir dans certaines populations avec le cholestérol (facteur X) et la mortalité cardiaque (facteur Y), signifie que l'un varie quand l'autre varie et que l'on peut « saisir » mathématiquement ces variations conjuguées. Cela ne veut pas dire que la variation de l'un est obligatoirement la cause de la variation de l'autre. J'ai déjà parlé de ces associations statistiques (lire page 78). Une autre possibilité est qu'un autre facteur (appelons-le facteur Z) agisse à la fois sur X et Y de façon indépendante mais en donnant l'impression que X et Y ont des variations conjuguées, ce qui n'est pourtant pas le cas : ils varient l'un et l'autre en fonction de Z uniquement, et non pas l'un en fonction de l'autre.

Si on revient concrètement à la question du cholestérol et de son association, réelle ou non, avec la mortalité cardiaque, la question devient : connaissons-nous des facteurs Z qui agissent à la fois sur le cholestérol (X) et la mortalité cardiaque (Y) ? Oui, nous connaissons de nombreux facteurs Z qui agissent sur le cholestérol et sont aussi potentiellement responsables des infarctus directement, c'est-à-dire par des mécanismes totalement indépendants du cholestérol. Par exemple, de fortes consommations d'acides gras saturés, une banalité aux États-Unis à l'époque de l'étude

MRFIT (lire page 75), stimulent la coagulation (et augmentent le risque de caillot dans les artères) et augmentent aussi le cholestérol. Les acides gras saturés augmentent également la réactivité plaquettaire (autre cause de caillot dans les artères). Ces acides gras saturés favorisent le caillot sanguin dans les artères coronaires, donc l'infarctus du myocarde, et augmentent le cholestérol de façon indépendante car le cholestérol n'est pas un médiateur des fonctions plaquettaires et encore moins de la coagulation et ne joue donc aucun rôle dans les caillots.

De plus, les fortes consommations de graisses saturées sont généralement associées à de faibles consommations de graisses végétales polyinsaturées qui, elles, contribuent à diminuer le cholestérol. Parmi les acides gras polyinsaturés, il y a les acides gras oméga-3 qui diminuent le risque de décès par arythmie cardiaque et diminuent l'instabilité des plaques. Je viens donc d'indiquer plusieurs facteurs Z :

- beaucoup de graisses saturées ;
- peu de graisses polyinsaturées ;
- déficit relatif en acides gras oméga-3.

Ces trois facteurs Z augmentent le risque de décès cardiaque et, dans le même temps, augmentent le cholestérol qui pourtant, aussi bien dans le cas du caillot, de l'arythmie cardiaque et de la déstabilisation des plaques, est innocent. Peut-on citer d'autres exemples de facteurs Z ? Les acides gras *trans* étaient fortement consommés par les populations nord-américaines à faibles revenus (relativement bien représentées dans MRFIT et la *Seven Countries Study*) parce qu'ils étaient en quantités importantes dans les margarines solides commercialisées aux États-Unis et en Finlande comme substitut (peu dispendieux) au beurre et aux fromages frais. Les acides gras *trans* entraînent, eux aussi, une augmentation du cholestérol et, dans le même temps, ils augmentent le risque d'arythmies cardiaques malignes et de mort subite, un effet exactement opposé à celui des acides gras oméga-3. Nous avons avec les acides gras *trans* un important facteur Z rarement considéré par les épidémiologistes. D'autres facteurs Z ? Oui, mais je ne vais pas les énumérer tous car ils sont légion. La lipoprotéine (a) est un facteur Z typique qui est associé à la fois au cholestérol et au risque de décès cardiaque en favorisant les caillots artériels et l'infarctus, sans lien avec le cholestérol. Pire, certains médicaments anti-cholestérol augmentent la lipoprotéine (a).

D'autres facteurs du mode de vie, le tabac, la sédentarité et la prise de poids (surtout dans le contexte d'un syndrome de résistance à l'insuline) ou l'absence d'exercice musculaire peuvent à la fois augmenter le cholestérol et, indépendamment du cholestérol, augmenter le risque d'infarctus. Ce sont aussi des facteurs Z.

J'arrête ici mon énumération et explications pour ne pas lasser les lecteurs. Ce qu'il est fondamental de comprendre, c'est que ce sont les facteurs Z et des interactions entre les différents facteurs Z (c'est aisément compréhensible quand on considère les différents types de graisses de notre alimentation) qui sont responsables de l'infarctus et des décès cardiaques. Pas le cholestérol. En diminuant le cholestérol avec un médicament, on ne change rien aux facteurs Z. C'est aux facteurs Z qu'il faut s'attaquer pour se protéger. Le cholestérol n'apparaît ici que comme un témoin innocent.

Au premier coup d'œil, on voit que le modèle de diète méditerranéenne permet de neutraliser plusieurs facteurs Z énumérés ci-dessus. C'est donc le modèle à suivre !

BIBLIOGRAPHIE

Première Partie

1- DE LORGERIL M. : *Dites à votre médecin que le cholestérol est innocent*. Editions Thierry Souccar, 2007.

2- TAUBES G. : *Do we really know what makes US Healthy?* The New York Times September 2007.

3- MELANDER H. ET AL. : *Evidence b(i)ased medicine : selective reporting from studies sponsored by pharmaceutical industry*. BMJ 2003;326:1171-3.

4- FUNCK-BRUNTANO C., ROSENHEIM M. : *La pensée critique en médecine, une nécessité*. Le Monde du 10 Mars 2007.

5- WOOD S. : *Both researchers and journals are to blame for inconsistent disclosure of conflicts of interest*. Heartwire 2008 Medscape May 7 2008.

6- WEINFURT KP. ET AL. : *Consistency of financial interest disclosure in the biomedical literature*. PlosOne 2008;3:e2128.

7- HEAVEY S. : *Cholesterol scientist balked at delay: lawmaker*. Reuters April 1, 2008.

8- MAMOU Y. : *Pfizer mis en cause au Nigeria*. Le Monde du 24 Mai 2007.

9- BLANCHARD S. : *Les mensonges de l'industrie agroalimentaire passés au crible*. Le Monde du 19 Mai 2007.

10- SMITH R. : *Medical journals and pharmaceutical companies: uneasy bedfellows*. BMJ 2003;326:1202-5.

11- CLASSEN D. : *Medication safety. Moving from illusion to reality*. JAMA 2003;289:1154-6.

12- SUCKLING K. : *The ENHANCE Study: an unusual publication of trial data raises questions beyond ezetimibe*. Expert Opin Pharmacother. 2008 May;9(7):1067.

13- KASTELEIN JJ. ET AL. : *Simvastatin with or without ezetimibe in familial hypercholesterolemia*. N Engl J Med. 2008 Apr 3;358(14):1431-43.

14- GREENLAND P., LLOYD-JONES D. : *Critical lessons from the ENHANCE trial*. JAMA. 2008 Feb 27;299(8):953-5.

15- BROWN BG., TAYLOR AJ. : *Does ENHANCE diminish confidence in lowering LDL or in ezetimibe?* N Engl J Med. 2008 Apr 3;358(14):1504-7.

16- O'RIORDAN M. : *Congress Continues to Probe Merck and Schering-Plough: Angry Emails Highlight ENHANCE Controversy*. Heartwire 2008 Medscape April 1, 2008.

17- O'RIORDAN M. : *ENHANCE Published, Presented, Discussed, and Debated: Experts Mull Over What the Findings Mean*. Heartwire 2008 Medscape March 1, 2008.

18- O'RIORDAN M. : *Questioning the Importance of LDL Cholesterol: The ENHANCE Fallout*. Heartwire 2008 Medscape January 22, 2008.

19- BERENSON A. : *New questions on treating cholesterol.* New York Times, January 17, 2008. Available at: http://www.nytimes.com.

20- CAREY J. : *Do cholesterol drugs do any good?* BusinessWeek, January 17, 2008. Available at: http://www.businessweek.com.

21- SCHWARTZ D. : *Le jeu de la science et du hasard*. La statistique et le vivant. Flammarion, 1994.

22- ESCHWÈGE D. ET AL. : *Essais thérapeutiques ; mode d'emploi*. Editions Inserm.

23- TAUBES G. : *Good calories, bad calories*. Alfred Knopf Editions. New York 2007.

24- SHAH PK ET AL. : *Vaccination for atherosclerosis: a novel therapeutic paradigm*. Expert Rev Vaccines 2004 ; 3: 711-716.

25- MAMOU Y. : *Glaxo intimidé par les prix*. Le Monde du 16 Mars 2007.

26- LEDFORD H. : *Drug markers questioned*. Nature 2008 Apr 3;452(7187):510-1.

27- COUZIN J. : *Drug testing. Regulators talk up plans for drug biomarkers ...* Science 2004 Nov 12;306(5699):1119.

28- MEYERSON LJ. ET AL. : *Quality control of oncology clinical trials*. Hematol Oncol Clin North Am. 2000 Aug;14(4):953-71.

29- HEART PROTECTION STUDY COLLABORATIVE GROUP : *MRC:BHF heart protection Study of cholesterol lowering with simvastatin in 20 536 high-risk individuals: a randomised placebo-controlled trial*. Lancet 2002;360:7-22.

30- SEVER PS. ET AL. : *Prevention of coronary and stroke events with atorvastatin in hypertensive patients in the Anglo-Scandinavian Cardiac Outcomes Trial-Lipid Lowering Arm (ASCOT-LLA): a multicentre randomised controlled trial*. Lancet 2003;361:1149-58.

31- BERO L. ET AL. : *Factors associated with findings of published trials of drug-drug comparisons: why some statins appear more efficacious than others*. PLos Med 2007;4:e184.

Deuxième Partie

1- STEINBERG D ET AL. : *Beyond cholesterol. Modifications of low-density lipoproteins that increase its atherogenicity*. N Engl J Med 1989;320:915.

2- ROSS R. : *Atherosclerosis: an inflammatory disease*. N Engl J Med 1999;340:115-26.

3- HANSSON GK. : *Inflammation, atherosclerosis, and coronary artery disease*. N Engl J Med 2005 ; 352:1685-1695.

4- HANSSON GK., LIBBY P. : *The immune response in atherosclerosis: a double-edged sword*. Nat Rev Immunol 2006 ; 6:508-519.

5- ZHOU X. ET AL. : *Transfer of CD4(+) T cells aggravates atherosclerosis in immunodeficient apolipoprotein E knockout mice*. Circulation 2000 ; 102: 2919-2922.

6- GEORGE J. ET AL. : *Cellular and humoral immune responses to heat shock protein 65 are both involved in promoting fatty-streak formation in LDL-receptor deficient mice*. J Am Coll P Cardiol 2001 ; 38: 900-905.

7- HJERMANN I. ET AL. : *Effect of diet and smoking intervention on the incidence of coronary heart disease*. Report from the Oslo Study Group of a randomised trial in healthy men. Lancet 1981 Dec 12;2(8259):1303.

8- HJERMANN I. ET AL. : *Oslo Study Diet and Antismoking Trial. Results after 102 months*. Am J Med. 1986 Feb 14;80(2A):7-11.

9- DE LORGERIL M., SALEN P. : *Selenium and antioxidant defenses as major mediators in the development of chronic heart failure.* Heart Fail Rev 2006;11:13-17.

10- DE LORGERIL M. ET AL. : *Mediterranean diet, traditional risk factors and the rate of cardiovascular complications after myocardial infarction. Final report of the Lyon Diet Heart Study*. Circulation 1999;99:779-85.

11- BURR ML. ET AL. : *Effects of changes in fat, fish, and fibre intakes on death and myocardial reinfarction : Diet And Reinfarction Trial (DART)*. Lancet 1989;2:757-61.

12- DE LORGERIL M. ET AL. : *Mediterranean alpha-linolenic acid-rich diet in secondary prevention of coronary heart disease*. Lancet 1994;343:1454-9.

13- GISSI-PREVENZIONE INVESTIGATORS : *Dietary supplementation with n-3 polyunsaturated fatty acids and vitamin E after myocardial infarction: results of the GISSI-Prevenzione trial*. Lancet 1999;354:447-55.

14- CAMPOS H. ET AL. : *Alpha-linolenic acid and risk of nonfatal acute myocardial infarction*. Circulation 2008; 10.1161/CIRCULATIONAHA.107.762419.

15- HARRIS WS. : *Cardiovascular risk and alpha-linolenic acid*. Circulation 2008; DOI: 1161/CIRCULATIONAHA.108.791467.

16- MIURA K. ET AL. : *Relationship of dietary linoleic acid to blood pressure*. Hypertension 2008; 52: DOI: 10.1161/HYPERTENSIONAHA.108.112383.

17- WEAVER KL. ET AL. : *The content of favorable and unfavorable polyunsaturated fatty acids found in commonly eaten fish*. J Am Diet Assoc 2008; 108:1178-1185.

18- VAN HORN L. : *Fishing for answers*. J Am Diet Assoc 2008; 108: 110.

19- DE LORGERIL M. ET AL. *The diet heart hypothesis in secondary prevention of coronary heart disease*. Eur Heart J 1997;18:14-18.

20- DE LORGERIL M., SALEN P. : *Cholesterol lowering and mortality: time for a new paradigm?* Nutr Metab Cardiovasc Dis 2006;16:387-90.

21- ALBERT CM. ET AL. : *Prospective study of C-Reactive protein, homocysteine, and plasma lipid levels as predictors of sudden cardiac death*. Circulation 2002;105:2595-9.

22- ALBERT CM. ET AL. : *Prospective study of sudden cardiac death among women in the United States*. Circulation 2003;107:2096-2101.

23- DE LORGERIL M. ET AL. : *Dietary prevention of sudden cardiac death*. Eur Heart J 2002;23:277-85.

24- ZHENG ZJ. ET AL. : *Sudden cardiac death in the United States, 1989 to 1998*. Circulation 2001;104:2158-63.

25- LEAF A. ET AL. : *Clinical prevention of sudden cardiac death by n-3 polyunsaturated fatty acids and mechanism of prevention of arrhythmias by n-3 fish oils*. Circulation 2003;107:2646.

26- KRIS-ETHERTON PM. ET AL. : *Polyunsaturated fatty acids in the food chain in the United States*. Am J Clin Nutr 2000;71(suppl):179S-88S.

27- DE CATERINA A., ZAMPOLI R. : *From asthma to atherosclerosis--5-lipoxygenase, leukotrienes, and inflammation*. N Engl J Med. 2004;350:4-7.

28- KRIS-ETHERTON P. ET AL. : *Lyon Diet Heart Study. Benefits of a Mediterranean-style, National Cholesterol Education Program/American Heart Association Step I Dietary Pattern on cardiovascular disease*. Circulation 2001;103:1823-5.

29- KANNEL WB. ET AL. : *Factors of risk in the development of coronary heart disease--six year follow-up experience*. The Framingham Study. Ann Intern Med. 1961 Jul;55:33-50.

30- Dawber TR. ET AL. : *Some factors associated with the development of coronary heart disease: six years' follow-up experience in the Framingham study*. Am J Public Health Nations Health. 1959 Oct;49:1349-56.

31- DAWBER TR. ET AL. : *Dietary assessment in the epidemiologic study of coronary heart disease: the Framingham study*. II. Reliability of measurement. Am J Clin Nutr. 1962 Sep;11:226-34.

32- KANNEL WB. ET AL. : *Serum cholesterol, lipoproteins, and the risk of coronary heart disease*. The Framingham study. Ann Intern Med. 1971 Jan;74(1):1-12.

33- KEYS A. ET AL. : *The diet and 15-year death rate in the Seven Countries Study*. Am J Epidemiol 1986;124:903-915.

34- KEYS A. : *Mediterranean diet and public health: personal reflections*. Am J Clin Nutr. 1995 Jun;61(6 Suppl):1321S-1323S.

35- KEYS A. ET AL. : *The seven countries study: 2,289 deaths in 15 years*. Prev Med. 1984 Mar;13(2):141-54.

36- KEYS A. ET AL. : *The diet and 15-year death rate in the seven countries study*. Am J Epidemiol. 1986 Dec;124(6):903-15.

37- TRICHOPOULOU A. ET AL. : *Adherence to a Mediterranean diet and survival in a Greek population*. N Engl J Med 2003;348:2599-2608.

38- KAFATOS A. ET AL. : *Heart disease risk-factor status and dietary changes in the Cretan population over the past 30 years: the Seven Countries Study*. Am J Clin Nutr 1997; 65: 1882-1886.

39- TRICHOPOULOU A. ET AL. : *Mediterranean diet and survival among patients with coronary heart disease in Greece*. Arch Intern Med 2005;165:929-35.

40- CHRYSOHOOU C. ET AL. : *Adherence to the Mediterranean diet attenuates inflammation and coagulation process in healthy adults: The ATTICA Study*. J Am Coll Cardiol 2004;44:152-8.

41- ESPOSITO K. ET AL. : *Effect of a Mediterranean-style diet on endothelial dysfunction and markers of vascular inflammation in the metabolic syndrome: a randomized trial*. JAMA. 2004;292:1440-6.

42- PASCHOS GK. ET AL. : *Background diet influences the anti-inflammatory effect of alpha-linolenic acid in dyslipidaemic subjects*. Br J Nutr 2004;92:649-55 .

43- RENAUD S., DE LORGERIL M. : *The French paradox for coronary heart disease*. Lancet 1992;339:1523-6.

44- DE LORGERIL M., SALEN P. : *Wine ethanol, platelets, and Mediterranean diet*. Lancet 1999 ; 353:1067.

45- DE LORGERIL M., SALEN P. : *Is alcohol anti-inflammatory in the context of coronary heart disease?* Heart 2004;90:355-7.

46- MRFIT INVESTIGATORS : *The multiple risk factor intervention trial (MRFIT). A national study of primary prevention of coronary heart disease.* JAMA. 1976 Feb 23;235(8):825-7.

47- MANDRIOTA R. ET AL. : *Nutrition intervention strategies in the Multiple Risk Factor Intervention Trial (MRFIT).* J Am Diet Assoc. 1980 Aug;77(2):138-40.

48- BENFARI RC. : *The multiple risk factor intervention trial (MRFIT). III. The model for intervention.* Prev Med. 1981 Jul;10(4):426-42.

49- CUTLER JA. ET AL. : *Coronary heart disease and all-causes mortality in the Multiple Risk Factor Intervention Trial: subgroup findings and comparisons with other trials.* Prev Med. 1985 May;14(3):293-311.

50- STAMLER J. ET AL. : *Is relationship between serum cholesterol and risk of premature death from coronary heart disease continuous and graded? Findings in 356,222 primary screenees of the Multiple Risk Factor Intervention Trial (MRFIT).* JAMA. 1986 Nov 28;256(20):2823-8.

51- MARTIN MJ. ET AL. : *Serum cholesterol, blood pressure and mortality: implication from a cohort of 361 662 men.* Lancet saturday 25 october 1986.

52- THE LIPID RESEARCH CLINICS CORONARY PRIMARY PREVENTION TRIAL RESULTS. I. *Reduction in incidence of coronary heart disease.* JAMA. 1984 Jan 20;251(3):351-64.

53- DOWNS JR. ET AL. : *Primary prevention of acute coronary events with lovastatin in men and women with average cholesterol levels: results of AFCAPS/TexCAPS. Air Force/Texas Coronary Atherosclerosis Prevention Study.* JAMA. 1998 May 27;279(20):1615-22.

54- SHEPERD J. ET AL. : *Prevention of coronary heart disease with pravastatin in men with hypercholesterolemia. West of Scotland Coronary Prevention Study Group.* N Engl J Med. 1995 Nov 16;333(20):1301-7.

55- FORD I. ET AL. : *Long-term follow-up of the West of Scotland Coronary Prevention Study*. N Engl J Med. 2007 Oct 11;357(15):1477-86.

56- RUBINS HB. ET AL. : *Gemfibrozil for the secondary prevention of coronary heart disease in men with low levels of high-density lipoprotein cholesterol. Veterans Affairs High-Density Lipoprotein Cholesterol Intervention Trial Study Group*. N Engl J Med. 1999 Aug 5;341(6):410-8.

57- DE LORGERIL M. ET AL. : *Wine drinking and risks of cardiovascular complications after recent acute myocardial infarction*. Circulation 2002;106:1465-9.

Troisième Partie

1- DE LORGERIL M. *Dites à votre médecin que le cholestérol est innocent*. Editions Thierry Souccar, 2007.

2- ABRAMSON J. ET AL. : *Are lipid-lowering guidelines evidence-based ?* Lancet 2007;369, January 20.

3- FIGNONE M. ET AL. : *Use of lipid-lowering drugs for primary prevention of coronary heart disease: meta-analysis of randomised trials*. BMJ 2000;321:983-6.

4- PSATY BM. ET AL. : *Reporting mortality findings in trials of rofecoxib for Alzheimer disease or cognitive impairment*. JAMA 2008;299:1813-7.

5- ROSS JS. ET AL. : *Guest authorship and ghostwriting in publications related to rofecoxib*. JAMA 2008;299:1800-12.

6- Anonyme. : *Cash interests taint drug advice*. Nature 20 octobre 2005.

7- Melander H. et al. : *Evidence b(i)ased medicine : selective reporting from studies sponsored by pharmaceutical industry*. BMJ 2003;326:1171-3.

8- Amarenco P. et al. : *Statins in Stroke Prevention*. Future Lipidol. 2008;3(3):319-325.

9- Prospective Studies Collaborators : *Blood cholesterol and vascular mortality by age, sex and blood pressure: a meta-analysis ofindividual data from 61 prospective studies with 55 000 vascular deaths*. Lancet 2007;370, December 1.

10- Baigent C. et al. : *Efficacy and safety of cholesterol-lowering treatment: prospective meta-analysis of data from 90,056 participants in 14 randomised trials of statins*. Lancet 366, 1267-1278 (2005).

11- Go AS. et al. : *Statin therapy and risk of death and hospitalisation in chronic heart failure*. JAMA 2006;296:2105-11.

12- Kjekhus J. et al. : *Rosuvastatin in older patients with systolic heart failure*. N Engl J Med November 26,2007.

13- Barter P. et al. : *HDL cholesterol, very low levels of LDL cholesterol and cardiovascular events*. N Engl J Med 2007;357:13-9.

14- Barter PJ. et al. : *Effects of torcetrapib in patients at high risk for coronary events*. N Engl J Med 2007;357:1002-9.

15- Cholesterol Treatment Trialists' Collaborators : *Efficacy of cholesterol-lowering therapy in 18 686 people with diabetes in 14 randomised trials of statins*. Lancet 2008;371, January 12.

16- WANNER C. ET AL. : *Atorvastatin in patients with type 2 diabetes mellitus undergoing hemodialysis*. N Engl JMed 2005;353 July 21.

17- KNOPP RH. ET AL. : *Efficacy and safety of atorvastatin in the prevention of cardiovascular endpoints in subjects with type 2 daibetes*. Diabetes care 2006;29:1478-85.

18- LAROSA JC. ET AL. ; *for the Treating to New Target (TNT) Investigators: Intensive lipid lowering with atorvastatin in patients with stable coronary disease*. N. Engl. J. Med. 352, 1425-1435 (2005).

19- COLHOUN HM. ET AL.: *Primary prevention of cardiovascular disease with atorvastatin in type 2 diabetes in the Collaborative Atorvastatin Diabetes Study (CARDS): multicentre randomised placebo-controlled trial*. Lancet 364, 685-696 (2004).

20- SEVER PS. ET AL. : *Prevention of coronary and stroke events with atorvastatin in hypertensive patients who have average or lower-than-average cholesterol concentrations, in the Anglo-Scandinavian Cardiac Outcomes Trial - Lipid Lowering Arm (ASCOT-LLA): a multicentre randomised controlled trial*. Lancet 361, 1149-1158 (2003).

21- HEART PROTECTION STUDY COLLABORATIVE GROUP : *MRC/BHF Heart Protection Study of cholesterol-lowering with simvastatin in 5963 people with diabetes: a randomised placebo-controlled trial*. Lancet 361, 2005-2016 (2003).

22- AMARENCO P. ET AL. FOR THE SPARCL INVESTIGATORS : *High-dose atorvastatin after stroke or transient ischemic attack*. N. Engl. J. Med. 355(6), 549-555 (2006).

23- CANNON CP. ET AL. : *Pravastatin or Atorvastatin Evaluation and Infection Therapy-Thrombolysis in Myocardial Infarction 22 Investigators: Intensive versus moderate lipid lowering with statins after acute coronary syndromes*. N. Engl. J. Med. 350, 1495-1504 (2004).

24- PEDERSEN TR. ET AL. : *High-dose atoravastatin versus usual-dose simvastatin for secondary preventin after myocardial infatcion. The IDEAL study: a randomized controlled trial*. JAMA 294, 2427-2445 (2005).

25- KOREN MJ. AND HUNNINGHAKE DB. ON BEHALF OF THE ALLIANCE INVESTIGATORS : *Clinical outcomes in managed-care patients with coronary heart disease treated aggressively in lipid-lowering disease management clinics: the ALLIANCE study*. J. Am. Coll. Cardiol. 44, 1772-1779 (2004).

26- SHEPHERD J. ET AL. : *Pravastatin in elderly individuals at risk of vascular disease (PROSPER): a randomised controlled trial*. Lancet 2002;360:1623-30.

27- THE ALLHAT OFFICERS AND COORDINATORS FOR THE ALLHAT COLLABORATIVE RESEARCH GROUP : *Major outcomes in moderately hypercholesterolemic, hypertensive patients randomized to pravastatin vs. usual care: the Antihypertensive and Lipid-Lowering Treatment to prevent Heart Attack Trial (ALLHAT-LLT)*. JAMA 2002;288:2998-3007.

28- WALSH JM. ET AL. : *Drug treatment of hyperlipidemia in women*. JAMA 2004;291:2243-49.

29- SCHWARZ GG. ET AL. : *Effects of atorvastatin on early recurrent ischemic events in acute coronary syndromes*. The MIRACL Study: a randomized controlled trial. JAMA 2001;285:1711-8.

30- CANNON CP. ET AL. : *Intensive versus moderate lipid lowering with statins after acute coronary syndromes*. N Engl J Med 2004;350:1495-1504.

31- Waters D. : *Statins in the Prevention and Treatment of Stroke*. Medscape Cardiology. 2006;10(1).

32- Amarenco P. et al. : *Statins in stroke prevention and carotid atherosclerosis: systematic review and up-to-date meta-analysis*. Stroke. 2004;35:2902-2909.

33- Scandinavian Simvastatin Survival Study (4S) Group : *Randomised trial of cholesterol lowering in 4444 patients with coronary heart disease*. Lancet. 1994;344:1383-1389.

34- Sacks FM. et al. : *Cholesterol and Recurrent Events Trial investigators. The effect of pravastatin on coronary events after myocardial infarction in patients with average cholesterol levels*. N Engl J Med. 1996;336:1001-1009.

35- The Long-Term Intervention with Pravastatin in Ischemic Disease (LIPID) Study Group : *Prevention of cardiovascular events and death with pravastatin in patients with coronary heart disease and a board range of initial cholesterol levels*. N Engl J Med. 1998;339:1349-1357.

36- Newman C. et al. : *Comparative safety of atorvastatin 80 mg versus 10 mg derived from analysis of 49 completed trials in 14,236 patients*. Am J Cardiol. 2006;97:61-67.

37- Fonorow G. et al. : *Use of lipid-lowering medications at discharge in patients with acute myocardial infarction: data from the National Registry of Myocardial Infarction 3*. Circulation. 2001;103:38-44.

38- Briel M. et al. : *Effects of early treatment with statins on short-term clinical outcomes in acute coronary syndromes: a meta-analysis of randomized controlled trials*. JAMA. 2006;295:2046-2056.

Quatrième Partie

1- Newman TB. et al. : *Carcinogenicity of lipid-lowering drugs*. JAMA. 1996 Jan 3;275(1):55-60.

2- Shepherd J. et al. : *Pravastatin in elderly individuals at risk of vascular disease (PROSPER): a randomised controlled trial*. Lancet 2002;360:1623-30.

3- Smith R. : *Medical journals and pharmaceutical companies: uneasy bedfellows*. BMJ 2003;326:1202-5.

4- Wenger NK. et al. : *Outcomes of using high- or low-dose atorvastatin in patients 65 years of age or older with stable coronary heart disease*. Ann Intern Med. 2007 Jul 3;147(1):1-9.

5- Hunt D. et al. : *Benefits of pravastatin on cardiovascular events and mortality in older patients with coronary heart disease are equal to or exceed those seen in younger patients*: Results from the LIPID trial. Ann Intern Med. 2001 May 15;134(10):931-40

6- Alsheikh-Ali AA. et al. : *Effect of the magnitude of lipid lowering on risk of elevated liver enzymes, rhabdomyolysis, and cancer: insights from large randomized statin trials*. J Am Coll Cardiol. 2007 Jul 31;50(5):409-18.

7- Classen D. : *Medication safety. Moving from illusion to reality*. JAMA 2003;289:1154-6.

8- Dale KM. et al. : *Statins and cancer risk: a meta-analysis*. JAMA 2006; 295: 74-80.

9- Browning DR et al. *Statins and risk of cancer: a systematic review and meta-analysis*. Int J Cancer 2006; 120: 833-843.

10- BAIGENT C. ET AL. : *Efficacy and safety of cholesterol-lowering treatment: prospective meta-analysis of data from 90,056 participants in 14 randomised trials of statins*. Lancet 2005; 366: 1267-1278.

11- FORD I. ET AL. : *Long-term follow-up of the West of Scotland Coronary Prevention Study*. N Engl J Med 2007; 357: 1477-1486.

12- HENNEKENS CH. ET AL. : *Update for primary healthcare providers: recent statin trials and revised National Cholesterol Education Program III guidelines*. MedGenMed 2006; 8: 54.

13- COLLI JL. ET AL. : *High cholesterol levels are associated with reduced prostate cancer mortality rates during periods of high but not low statin use in the United States*. Urol Oncol, 2008.

14- CARRUBA G. : *Estrogen and prostate cancer: an eclipsed truth in an androgen-dominated scenario*. J Cell Biochem 2007; 102: 899-911.

15- HALL SA. ET AL. : *Do statins affect androgen levels in men? Results from the Boston Area Community Health Survey*. Cancer Epidemiol Biomarkers Prev 2007 ; 16: 1587-1594.

16- DOBS AS. ET AL. : *Effects of simvastatin and pravastatin on gonadal function in male hypercholesterolemic patients*. Metabolism 2000; 49: 115-121.

17- MELANDER H. ET AL. : *Evidence b(i)ased medicine : selective reporting from studies sponsored by pharmaceutical industry*. BMJ 2003;326:1171-3.

18- MULDOON MF. ET AL. : *Effects of lovastatin on cognitive function and psychological well-being*. Am J Med. 2000 May;108(7):538-46.

19- MULDOON MF. ET AL. : *Randomized trial of the effects of simvastatin on cognitive functioning in hypercholesterolemic adults*. Am J Med. 2004 Dec 1;117(11):823-9.

20- HARRIS JL. ET AL. : *Statin treatment alters serum n-3 and n-6 fatty acids in hypercholesterolemic patients*. Prostaglandins Leukot Essent Fatty Acids. 2004 Oct;71(4):263-9.

21- DE LORGERIL M. ET AL. : *Lipid-lowering drugs and essential omega-6 and omega-3 fatty acids in patients with coronary heart disease*. Nutr Metab Cardiovasc Dis. 2005 Feb;15(1):36-41.

22- DE LORGERIL M. ET AL. : *Cholesterol lowering and mortality: time for a new paradigm ?* Nutr Metab Cardiovasc Dis. 2006 Sep;16(6):387-90.

23- DE LORGERIL M. ET AL. : *Lipid-lowering drugs and homocysteine*. Lancet. 1999 Jan 16;353(9148):209-10.

24- DE LORGERIL M. ET AL. : *Fenofibrate, probucol, and other lipid-lowering treatments in heart transplant recipients*. J Heart Lung Transplant. 1996 May;15(5):539-40.

25- CONKLIN SM. ET AL. : *Serum omega-3 fatty acids are associated with variation in mood, personality and behavior in hypercholesterolemic community volunteers*. Psychiatry Res. 2007 Jul 30;152(1):1-10.

26- DE LORGERIL M. ET AL. : *Effects of lipid-lowering drugs on left ventricular function and exercise tolerance in dyslipidemic coronary patients*. J Cardiovasc Pharmacol. 1999 Mar;33(3):473-8.

27- BECK M. : *Can a drug that help hearts be harmful to the brain ?* The Wall Street Journal February 12 2008.

28- Baytan SH. et al. : *Simvastatin impairs spatial memory in rats at a specific dose level*. Tohoku J Exp Med 2008;214:341-9.

29- Wagstaff LR. et al. : *Statin-associated memory loss: analysis of 60 case reports and review of literature*. Pharmacotherapy 2003;23:871-80.

30- Golomb BA. et al. : *Conceptual foundationsof the UCSD statin study*. Arch Intern Med 2004;164:153-62.

31- Freund-Levi Y. et al. : *Omega-3 fatty acid treatment in 174 patients with mild to moderate Alzheimer disease: OmegAD study: a randomized double-blind trial*. Arch Neurol. 2006 Oct;63(10):1402-8.

32- Chiu CC. et al. : *The effects of omega-3 fatty acids monotherapy in Alzheimer's disease and mild cognitive impairment: A preliminary randomized double-blind placebo-controlled study*. Prog Neuropsychopharmacol Biol Psychiatry. 2008 May 25.

33- Schaefer EJ. et al. : *Plasma phosphatidylcholine docosahexaenoic acid content and risk of dementia and Alzheimer disease: the Framingham Heart Study*. Arch Neurol. 2006 Nov;63(11):1545-50.

34- Heude B. et al. : *Cognitive decline and fatty acid composition of erythrocyte membranes--The EVA Study*. Am J Clin Nutr. 2003 Apr;77(4):803-8.

35- Beydoun MA. et al. : *Plasma n-3 fatty acids and the risk of cognitive decline in older adults: the Atherosclerosis Risk in Communities Study*. Am J Clin Nutr. 2007 Apr;85(4):1103-11.

36- Dullemeijer C. et al. : *n 3 fatty acid proportions in plasma and cognitive performance in older adults*. Am J Clin Nutr. 2007 Nov;86(5):1479-85.

Cinquième Partie

1- VERMA S. ET AL. : *C-reactive protein comes of age*. Nat Clin Pract Cardiovasc Med 2005; 21: 29-36.

2- TJØNNA AE. ET AL. : *Aerobic interval training versus continuous moderate exercise as a treatment for the metabolic syndrome*. A pilot study. Circulation. 2008; DOI: 10.1161/CIRCULATIONAHA.108.772822.

3- ABRAMSON J. : *Overdosed America. The broken promise of American medicine*. New York: HarperCollins, 2004

4- KIM HH. ET AL. : *Eicosapentaenoic acid inhibits TNF-alpha-induced matrix metalloproteinase-9 expression in human keratinocytes, HaCaT cells*. Biochem Biophys Res Commun. 2008 Apr 4;368(2):343-9.

5- DELBOSC S. ET AL. : *The benefit of docosahexanoic acid on the migration of vascular smooth muscle cells is partially dependent on Notch regulation of MMP-2/-9*. Am J Pathol. 2008 May;172(5):1430-40.

6- OAK MH. ET AL. : *Red wine polyphenolic compounds strongly inhibit pro-matrix metalloproteinase-2 expression and its activation in response to thrombin via direct inhibition of membrane type 1-matrix metalloproteinase in vascular smooth muscle cells*. Circulation. 2004 Sep 28;110(13):1861-7.

7- PEREZ MA. ET AL. : *Dietary docosahexaenoic acid alters pregnant rat reproductive tissue prostaglandin and matrix metalloproteinase production*. J Nutr Biochem. 2006 Jul;17(7):446-53.

8- KIM HH. ET AL. : *Eicosapentaenoic acid inhibits UV-induced MMP-1 expression in human dermal fibroblasts*. J Lipid Res. 2005 Aug;46(8):1712-20.

9- McCabe AJ. et al. : *The effect of eicosapentanoic acid on matrix metalloproteinase gene expression. Lipids*. 1999;34 Suppl:S217-8.

10- de Lorgeril M., Salen P. : *Is alcohol anti-inflammatory in the context of coronary heart disease ?* Heart. 2004;90:355-7.

11- Lemaitre RN. et al. : *Cell membrane trans-fatty acids and the risk of primary cardiac arrest*. Circulation 2002;105:697-701.

12- Guiraud A. et al. : *Cardioprotective effect of chronic low dose ethanol drinking. Insights into the concept of ethanol preconditioning*. J Mol Cell Cardiol 2006.

13- Siscovick DS. et al. : *Dietary intake and cell membrane levels of long-chain n-3 polyunsaturated fatty acids and the risk of primary cardiac arrest*. JAMA 1995;274:1363-67.

14- Albert CM. et al. : *Fish consumption and the risk of sudden cardiac death*. JAMA 1998;279:23-28.

15- Albert CM. et al. : *Moderate alcohol consumption and the risk of sudden cardiac death among US male physicians*. Circulation 1999;100:944-50.

16- Hambrecht R. et al. : *Regular physical exercise corrects endothelial dysfunction and improves exercise capacity in patients with chronic heart failure*. Circulation. 1998 Dec 15;98(24):2709-15.

17- Hambrecht R. et al. : *Effects of endurance training on mitochondrial ultrastructure and fiber type distribution in skeletal muscle of patients with stable chronic heart failure*. J Am Coll Cardiol. 1997 Apr;29(5):1067-73.

18- HAMBRECHT R. ET AL. : *Physical training in patients with stable chronic heart failure: effects on cardiorespiratory fitness and ultrastructural abnormalities of leg muscles*. J Am Coll Cardiol. 1995 May;25(6):1239-49.

Conclusion

1. STOSSEL TP. : *Response to AMA's Council on Ethical and Judicial Affairs draft report on "Ethical Guidance for Physicians and the Profession with Respect to Industry Support for Professional Education in Medicine."* Medscape J Med. 2008;10:137.

2. STOSSEL T. : *Regulating academic-industry research relationships -- solving problems or stifling progress*. N Engl J Med. 2005;353:1060-1065.

3. STOSSEL TP. : *Divergent views on managing clinical conflicts of interest*. Mayo Clin Proc. 2007;82:1013-1014.

4. ABRAMSON J. : *Overdosed America: The Broken Promise of American Medicine*. New York: HarperCollins; 2004.

5. ANGELL M. : *The Truth About the Drug Companies: How They Deceive Us and What to Do About it*. New York: Random House; 2004.

6. KASSIRER JP. : *On the Take: How Medicine's Complicity With Big Business Can Endanger Your Health*. New York: Oxford University Press; 2005.

7. BRODY H. : *Hooked: Ethics, the Medical Profession, and the Pharmaceutical Industry*. Lanham, MD: Rowman and Littlefield; 2007.

8. AVORN J. : *Powerful Medicines: The Benefits, Risks and Costs of Prescription Drugs*. New York: Knopf; 2004.

9. TURNER EH. ET AL. : *Selective publication of antidepressant trials and its influence on apparent efficacy*. N Engl J Med. 2008;358:252-260.

10. ABBOUD L. : *Stung by public distrust, drug makers seek to heal image*. Wall Street Journal. 2005;(August 26):B1.

11. ERDE EL. : *Conflicts of interest in medicine: a philosophical and ethical morphology. In: Speece RG, Shimm DS, Buchanan AE (eds). Conflicts of Interest in Clinical Practice and Research*. New York: Oxford University Press; 1996.

12. SCHAFER A. : *Biomedical conflicts of interest: a defence of the sequestration thesis -- learning from the cases of Nancy Olivieri and David Healy*. J Med Ethics. 2004;30:8.

INDEX